JN038313

ayahare式

やせる
つくりおき
手帖

季節の味でらくちん夜ごはんレシピ

ayahare

KADOKAWA

はじめに

こんにちは、ayahareです。はじめましての方へ、少しだけ自己紹介を
させてください。私は、食事を変えて2カ月で10kgの減量に成功した
経験をもとに、おいしく食べてやせるレシピをYouTubeで発信しています。

かつては「ダイエット＝運動」だと思いこみ、苦手な運動をはじめては
挫折して、自分を責めての繰り返し。そんな中、独学で食事や栄養の
ことを学んで「毎日の食事で何を食べるか」が一番大切だと気づき、
運動をやめて食事管理に専念することにしました。
しかし、当時の私はほとんど自炊をしたことがなく、慣れない調理に悪戦
苦闘。献立を考えるのが一番辛く、「誰か、毎日の食事を提案してくれな
いかな……」と何度思ったことか。時間が不規則だった仕事と、ダイエット
の両立にも頭を悩ませました。

「やせたいけど、おいしいものは食べたい。でも時間はかけたくない」

これは、今もずっと変わらない私の気持ちです。
本書は、私と同じように悩んでいる方へ、少しでも力になりたいという
思いでつくりました。動画で公開してきたものに新作を加えた90以上の
レシピを、毎月平日5日間、1年分の夜ごはんの献立にして紹介
しています。材料には、ダイエットに効果的な食材はもちろん、**季節
ごとの安くておいしい旬の食材**を意識的にとり入れました。忙しい
平日に少しでもラクができるように、**日曜日に下準備やつくりおき**
をするシステムにしたのもポイントです。

「今日、何食べよう」と考える時間をなくし、
スーパーでお買い物リスト通りに食材を揃え、
簡単な手順で調理を済ませて、平日にラクをする。

この、考えない・迷わない・無理しない仕組みが、ダイエットを成功
させる秘訣だと考えています。1年間この本と共に歩んで、あなたが「もっと
好きな自分」に近づけることを、心から願っています。

ayahare

BEFORE :

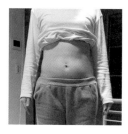

HEIGHT **163**cm
WEIGHT **58**kg

AFTER :

−**10**kg

HEIGHT **163**cm
WEIGHT **48**kg

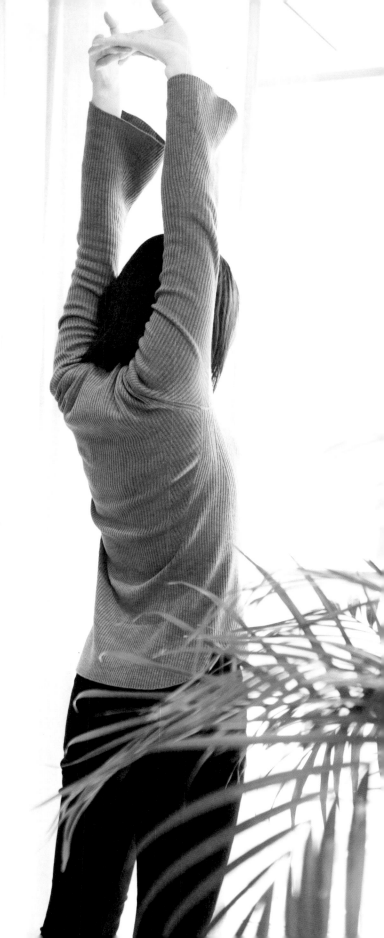

CONTENTS

4月　はじまりの季節にダイエットスタート！

5月　ダイエット継続のカギ！簡単つくりおき

6月　梅雨ダルでもラクラクなレンチンレシピ

ayahare式

ダイエットの3つのルール

この本で紹介するレシピや献立には、やせるための知識や
継続するための工夫が詰まっています。
特に大切な3つのルールをまとめてみました。

ルール
1　主食は玄米100g
　　　主菜は高たんぱくな簡単レシピ

私は糖質を多く含む白米や小麦製品などの“白い炭水化物”を避けて、主
食は玄米100gを基本としています。夕食の時間が遅くなる場合は、玄米を
消化のいい豆腐やじゃがいもに置き換えて、胃腸の負担を軽くすることも重
要です。主菜は肉や魚や卵を使って、たんぱく質を摂取。肉の中でも脂質
の少ない鶏むね肉と、脂肪燃焼を促進する脂質（DHA・EPA）を含む魚を
積極的にとるようにしましょう。ストレスなく続けるためには、調理がラクな
ことも大切です。日曜日に下準備をして平日に出来立てを味わう“平日調
理”と、日曜日に1週間分をまとめてつくって平日は温めるだけの“つくりおき”
の2パターンで、各月の献立を用意しました。どれも3ステップでできる簡単
なレシピなので、忙しい人も、料理が苦手な人も継続しやすいです。

つくりおきに向かないレシピは

平日調理

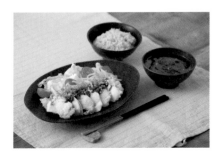

平日にとことんラクする

つくりおき

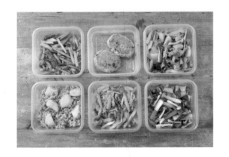

ルール 2 副菜・スープで食物繊維をとる

野菜やきのこ、海藻に含まれる食物繊維には、腸内環境を整える役割があります。腸が正常に働かないと、栄養の吸収率が下がったりメンタルが不安定になったりするなど、ダイエットに悪影響なことばかり。それを防止するため、献立に食物繊維豊富な副菜やスープをとり入れて、主食や主菜で不足する分を補いましょう。スープは、具材をまとめて調理しておく"具沢山スープ"と、手軽な"マグカップスープ"の2種類を用意しました。食事のはじめに野菜の副菜やスープをとることで、血糖値の急上昇を抑えて脂肪をためこみにくくする効果もあります。

具沢山スープ

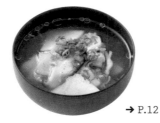

→ P.12

マグカップスープ

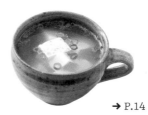

→ P.14

ルール 3 食材の旬を意識する

同じ食材でも、旬の時期はその他の時期に比べておいしくて栄養価が高く、たくさん収穫されるので値段が安い。つまり、いいことしかありません。各月の注目食材で、移り変わる四季を感じながら、食事を楽しむ気持ちも忘れずにダイエットにとりくみましょう！

旬の食材のメリット ＝ 栄養豊富 おいしい 安い

本書で使うもの

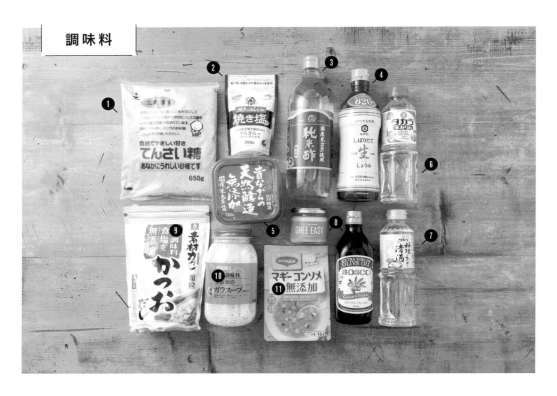

調味料

❶ 砂糖 やさしい甘さが特徴のてんさい糖。上白糖などの白い砂糖に比べてミネラルが豊富です。

❷ 塩 国内の海水からつくられたあら塩。サラサラの焼き塩が料理に使いやすいです。

❸ 酢 国産米を使用した純米酢。クセのない味でいろんな料理によく合います。

❹ 醤油 鮮度が保たれるボトル入りのものを愛用しています。1滴ずつ調節できるから減塩にも◎。

❺ みそ なるべく国産の原料を使って、昔ながらの製法でつくられた米みそを選びます。

❻ みりん 米、米こうじ、アルコールを熟成させてつくられた、本みりんを使用しています。

❼ 酒 食塩が添加されていないものを選びます。余分な塩分を控えるのに効果的です。

❽ 油 調理に使うのは基本的に体にいい脂肪酸をバランスよく含むオリーブオイル。バターの風味をつけたいときは、ギーを使っています。

❾ 和風だし
❿ 鶏ガラスープの素
⓫ コンソメ

和風だし、コンソメ、鶏ガラスープの素は、量が調整しやすい顆粒タイプです。無添加のものを使っています。

その他の調味料

なるべく無添加のものを選んでいます。

- 胡椒
- マヨネーズ
- ケチャップ
- はちみつ
- オイスターソース
- ぽん酢
- ごま油
- レモン果汁
- 豆板醤
- しょうがチューブ
- にんにくチューブ
- わさびチューブ
- 柚子胡椒チューブ

❶ 製氷皿

冷た倶楽部 取り出しやすい
アイストレー蓋付

製氷用の器ですが、私はにんにく1かけ分の保存に使っています。

❷ 深めの保存容器

ジップロック®コンテナー
正方形1100㎖

副菜のつくりおきや
食材の保存用。

❸ 浅めの保存容器

ジップロック®コンテナー
正方形700㎖

主菜1食分のつくりおきや食材の保存用。

保存容器

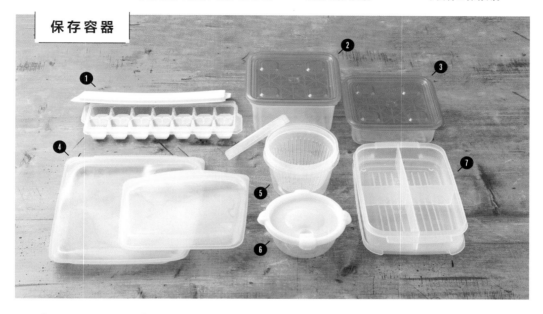

❹ 保存袋

stasher
ハーフガロン・サンドイッチ

洗って繰り返し使えるシリコーンバッグ。肉の下味や食材の保存用です。

❺ ザル付き保存容器

Seria
薬味保存パック 500㎖ ※

刻みねぎの保存用。冷凍してもパラパラのままなので使いやすいです。

❻ ごはん保存容器

エビス ごはん保存容器
エアータイト250㎖

玄米の保存用。空気弁がついているので、蓋を開けずにそのまま温められます。

❼ 仕切りつき保存容器

小分け保存容器
95㎖×4マス

肉、魚や具沢山スープの具の保存用。底に凹凸があるので冷凍してもはりつきません。

※掲載商品は取材時点のものであり、お取り扱いしていない場合があります。

使う前に必ず除菌

保存容器を使うときは、必ず中身を入れる前に除菌してください。
私は食品用のアルコール除菌スプレーを吹きかけて、キッチンペーパーで拭いています。

調理器具

□ 電子レンジ

□ まな板

□ 包丁

□ ザル・ボウル

□ 耐熱皿・耐熱ボウル

□ シリコーン蓋

→ フライパン調理やレンジ加熱で使います。

□ サラダスピナー

→ 食材の水気を切るのに便利です。

□ 計量カップ・計量スプーン・キッチンスケール

→ 食べすぎや調味料の入れすぎを防ぐため、
　必ず量って調理します。

□ フードプロセッサー・ブレンダー

→ 塊肉をひき肉にしたり、スムージーをつくったりするのに使います。

献立の栄養バランス＆満足感アップ

簡単スープのつくり方

主菜だけでは不足しがちな、野菜や海藻類を補う名わき役。
食事のはじめにスープを飲むことで、食欲を抑えて早食いや食べすぎを防ぐ役割もあります。
ここでは、この本に出てくるスープの具と味つけのバリエーションを紹介します。

具沢山スープ

スープの具はまとめて調理して、1食分ずつ小分けにして冷凍します。常備しておくと、朝食や小腹が空いたときにも便利です。

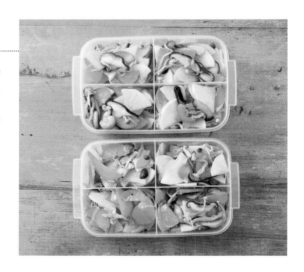

【 材料 】（8日分）

大根 …… 1/2本
にんじん …… 1本
しいたけ …… 6個
しめじ …… 1パック（100g）
えのき …… 1袋（100g）

【 つくり方 】

1. 大根とにんじんは薄い半月切り（大きい場合はいちょう切り）にする。しいたけは石づきを落として薄くスライス、しめじとえのきは石づきを落として小房に分ける。フライパンにごま油小さじ1（分量外）をひいて、食材をすべて炒める。

2. 全体に油がまわったら、蓋をして弱火で3分蒸し焼きにする。大根がやや透き通ったら完成。

3. 1食分約100gに小分けして冷凍する。

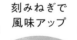

刻みねぎで
風味アップ

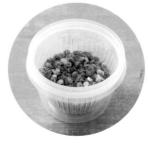

小ねぎ1袋を小口切りにして、ザル付き保存容器（P.11）で冷凍しておくと、手軽に風味や彩りをプラスできます。

ARRANGE

具沢山スープの味つけいろいろ

主菜に合わせて、いろんな味つけを試してみてください！

みそ汁

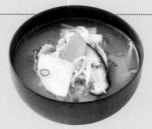

つくり方： 器にスープの具、顆粒和風だし小さじ1/2を入れる。熱湯150mlを注ぎ、凍った具材をほぐす。レンジ（600W）で2分加熱。みそ小さじ1を溶かし入れたら完成。レンジ加熱前に豆腐50gを加えても◎。

中華スープ

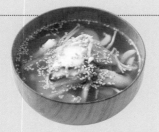

つくり方： 器にスープの具、鶏ガラスープの素小さじ1、醤油小さじ1を入れる。熱湯150mlを注ぎ、凍った具材をほぐす。レンジ（600W）で2分加熱し、ごま油小さじ1、白いりごま小さじ1を入れたら完成。

しょうがスープ

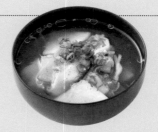

つくり方： 器にスープの具、顆粒和風だし小さじ1/2、しょうがチューブ2cm、醤油小さじ1を入れる。熱湯150mlを注ぎ、凍った具材をほぐす。レンジ（600W）で2分加熱。胡椒少々を入れたら完成。

ごまみそスープ

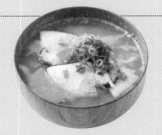

つくり方： 器にスープの具、鶏ガラスープの素小さじ1、豆板醤小さじ1/4を入れる。熱湯150mlを注ぎ、凍った具材をほぐす。レンジ（600W）で2分加熱。白すりごま小さじ大盛り2、みそ小さじ1を溶かし入れたら完成。

※辛みが苦手な方は、豆板醤を醤油1/2に変更。

豆乳みそスープ

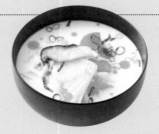

つくり方： 器にスープの具、豆乳150ml、顆粒和風だし小さじ1/2、醤油小さじ1/4を入れる。レンジ（600W）で1分半加熱し、具材を解凍してほぐす。追加で2分加熱して、みそ小さじ1を溶かし入れて完成。

※仕上げにラー油をたらすのがオススメ。

MUG SOUP

マグカップ
スープ

マグカップに材料を入れ、
熱湯を注いで混ぜるだけの
即席スープです。
1分でできて、食物繊維や
たんぱく質を補えます。

わかめスープ

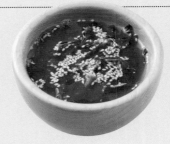

【 材料 】（1人分）
乾燥わかめ ···· 大さじ1 　　　お湯 ···· 150㎖
白いりごま ···· 小さじ1/2

[調味料]
鶏ガラスープの素 ···· 小さじ1/2
ごま油 ···· 小さじ1/2

つくり方： マグカップに乾燥わかめ、白いり
ごま、調味料を入れ、お湯を注いで混ぜたら
完成。

豆腐と海苔のスープ

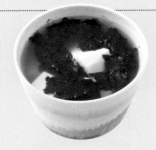

【 材料 】（1人分）
絹豆腐 ···· 50g 　　　お湯 ···· 150㎖
焼き海苔 ···· 1枚（1/3サイズ）

[調味料]
顆粒和風だし ···· 小さじ1/2
醤油 ···· 小さじ1
しょうがチューブ ···· 2cm

つくり方： マグカップに好きな大きさにカット
した豆腐と小さめにちぎった焼き海苔、調味
料を入れ、お湯を注いで混ぜたら完成。

あおさのみそ汁

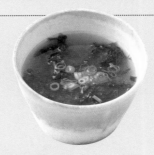

【 材料 】（1人分）
あおさ海苔 ···· 大さじ1 　　　お湯 ···· 150㎖
刻みねぎ（P.12） ···· 適量

[調味料]
顆粒和風だし ···· 小さじ1/2
みそ ···· 小さじ1/2

つくり方： マグカップにあおさ海苔と調味料
を入れ、お湯を注いで混ぜる。刻みねぎをの
せたら完成。

切り干し大根スープ

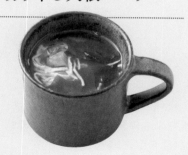

【 材料 】（1人分）
切り干し大根 …… 5g　　梅干し …… 1/2個
乾燥わかめ …… 小さじ1/2　　お湯 …… 150ml

調味料
顆粒和風だし …… 小さじ1/2
醤油 …… 小さじ1/2

つくり方： マグカップに水洗いした切り干し大根と乾燥わかめ、調味料を入れ、お湯を注いで混ぜる。梅干しをのせたら完成。

坦々ごまスープ

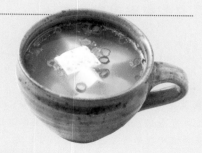

【 材料 】（1人分）
絹豆腐 …… 50g　　刻みねぎ（P.12）
白すりごま …… 小さじ2　　…… 適量
　　　　　　　　お湯 …… 150ml

調味料
みそ …… 小さじ1/2　　ごま油 …… 小さじ1/2
豆板醤 …… 小さじ1/2

つくり方： マグカップに好きな大きさにカットした豆腐と白すりごま、調味料を入れ、お湯を注いで混ぜる。刻みねぎをのせたら完成。

卵スープ

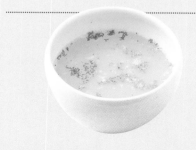

【 材料 】（1人分）
卵 …… 1個　　乾燥パセリ …… 適量
粉チーズ …… 適量　　お湯 …… 150ml

調味料
顆粒コンソメ …… 小さじ1/2
塩・胡椒 …… 少々

つくり方： マグカップに卵と調味料を入れてよく混ぜる。少し高めの位置から勢いよくお湯を流しこむ。20秒蓋をして、粉チーズと乾燥パセリをのせたら完成。

柚子胡椒の卵スープ

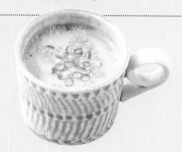

【 材料 】（1人分）
卵 …… 1個　　刻みねぎ（P.12）
白いりごま …… 小さじ1/2　　…… 適量
　　　　　　　　お湯 …… 150ml

調味料
鶏ガラスープの素 …… 小さじ1/2
柚子胡椒チューブ …… 1～2cm
ごま油 …… 小さじ1/2

つくり方： マグカップに卵と白いりごま、調味料を入れてよくかき混ぜる。少し高めの位置から勢いよくお湯を流しこむ。20秒蓋をして、刻みねぎをのせたら完成。

日々の積み重ねが大切！

ダイエットルーティン

運動なしでやせるため、日常の中にいくつかルールをつくってルーティン化しました。
これを続けることで、ダイエットをはじめて3年たった今でも体重をキープしています。
まずはできそうなことからで大丈夫。少しずつとり入れてみて下さい。

good morning!

起床

ROUTINE 1　朝日を浴びる

朝起きてすぐにカーテンを開けて朝日を浴びると、"幸せホルモン"と呼ばれる
セロトニンが体内でつくられます。夜には"睡眠ホルモン"メラトニンがつくら
れますが、この分泌量はセロトニンの分泌量に左右されます。それによって睡
眠の質がよくなり、寝ている間に脂肪を分解するホルモンが十分に働くため、
やせやすくなると言われています。

朝食

ROUTINE 2　高たんぱくな朝食をとる

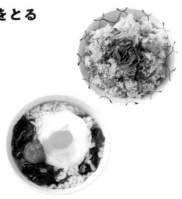

高タンパクな朝食は、1日の摂取カ
ロリーを抑えると言われているため、
毎朝しっかりと高たんぱくなものを
食べるようにしています。P.76では
オススメのレシピを紹介しているので、
参考にしてみてください。

仕事中

ROUTINE 3　水分を意識的にとる

水分をきちんととることで、食欲を抑えたり、老廃物を体外に排出したりする
効果があります。私は毎日2ℓ飲むことを目標にして、常に水を入れたボトル
を持ち歩き、何か動作をするたびに水を飲む習慣を身につけました。

昼食

ROUTINE 4　"ながら食べ"をせずゆっくり食べる

昼食のルールは基本的に夕食と同じです。仕事が忙しいときでも、消化をよく
するためにゆっくりよく噛んで食べます。スマホやパソコンを操作しながらの"な
がら食べ"も、胃腸の働きがにぶくなり消化の妨げになるのでNGです。P.106
では、ダイエット弁当レシピも紹介してます。

間食

ROUTINE 5　ナッツと高カカオチョコレートを食べる

間食がしたくなったら、素焼きナッツ10粒程度と高カカオチョコレート10g程度
を食べます。ナッツの脂質は良質なので少しの量でも満足感があり、高カカオ
チョコレートのカカオポリフェノールには、脂肪燃焼を促進する効果が。とはいえ、
食べすぎは禁物ですよ。

夕食

ROUTINE 6　遅い時間は主食を置き換える

主食は玄米ごはん100gを基本としていますが、消化吸収が遅く腹持ちがいい
ので、遅い時間に食べると睡眠の質が落ちる原因に。夕食が20時以降になる
ときは、消化がいい豆腐（100〜200g）か、いも類（100〜150g）に置き換えます。
豆腐は煎り豆腐に、いもはレンジで蒸すのがオススメです。

煎り豆腐	蒸しじゃがいも

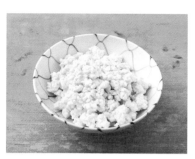 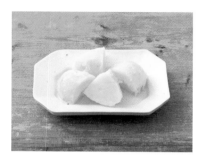

つくり方： 絹豆腐をクッキングペーパーで包み、レンジ（600W）で1分半温める。フライパンに油をひかずに豆腐を入れて、中火で崩しながら炒める。ぽろぽろの状態になったら完成。

つくり方： じゃがいもをキッチンペーパーで包んで水に濡らし、ぎゅっと水を絞った状態でラップに包む。耐熱皿に入れてレンジ（600W）で3分半加熱して完成。

就寝

ROUTINE 7　7時間寝る

睡眠時間が6時間以下になると、食欲を増進させるホルモンが増えるということを知り、毎日必ず7時間寝るようになりました。規則正しい睡眠のリズムをつくることで代謝が上がり、やせやすい体になります。また、睡眠の質を上げるために3つのことを意識しています。

POINT

睡眠の質を上げるポイント

日中なるべく太陽を浴びる

ROUTINE1でもお話ししたように、日中に日光を浴びることで分泌されるセロトニンと、睡眠ホルモン・メラトニンの量は比例すると言われています。日中に日光を浴びるほどメラトニンの量が増え、寝つきがスムーズになります。

夕食はできるだけ早めにとる

夕食の時間が遅いと、寝るときにも胃腸が活発に動いているので、寝つきが悪くなり睡眠の質も下がります。寝る4時間ほど前までに夕食を済ませるか、それ以降に食べる場合は消化のいいものをとるようにしましょう。

枕元にスマホを持ちこまない

寝る前にスマホの画面を見ると、ブルーライトの影響でメラトニンの働きが抑制されて、寝つきが悪くなったり睡眠の質が下がったりする原因に。枕元にあるとついさわってしまうので、手の届かない場所に置いています。

good night!

本書の使い方

この本は、新年度のはじまりに合わせて4月からスタートしていますが、ダイエットは何月からはじめてもOKです。思い立ったそのときにページを開いてみてください。

❶ お買い物リスト

1週間分の夕食の材料をまとめ買いします。スーパーでは、旬の食材や新鮮なものの選び方も参考にしてみてください。使う調味料が不足していないかもチェックしましょう。

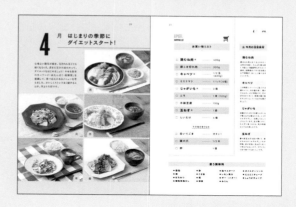

❷ 日曜日のTODOリスト

平日を少しでもラクにするために、日曜日にやることをまとめました。日曜日の作業は副菜の調理に加えて、**食材をカットするだけの"下準備"**と、**5日分の夕食の主菜をつくる"つくりおき"**の2パターンがあります。

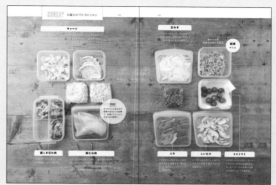

❸ 平日の献立

主菜、副菜、スープ、主食の組み合わせの例を紹介しています。**副菜は冷蔵の場合、月〜水で食べきる**ようにしましょう。"下準備"をした食材を使ったレシピや、"つくりおき"の食べ方もこのページで紹介しています。

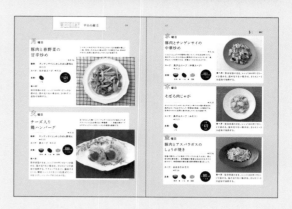

表記のルール

- 大さじ1＝15㎖、小さじ1＝ 5㎖
- 卵はMサイズを使用しています。
- 電子レンジは600Wのものを使用しています。500Wの場合は、1.2倍の加熱時間を目安にしてください。
- 野菜はすべて洗ってから調理しています。

4月　はじまりの季節に ダイエットスタート！

心地よい陽気が続き、気持ちも足どりも軽くなる4月。高まる気分の波にのって、ダイエットをはじめましょう！ やせる食事のキーワード「高たんぱく・低糖質」を意識して、食べ応えのあるメニューを考えました。おいしくストレスなく続けることが、何より大切です。

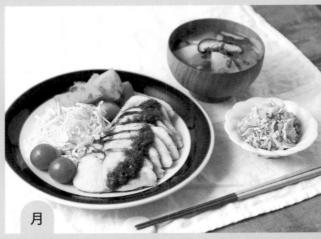

月

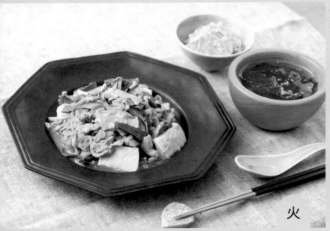

火

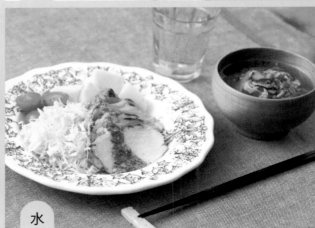

水

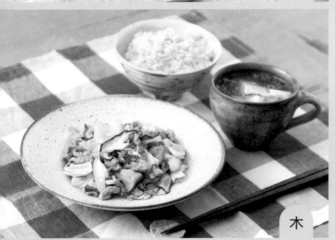

木

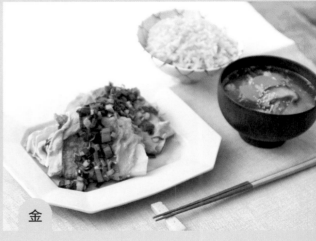

金

APRIL
SHOPPING LIST

お買い物リスト

☐ **鶏むね肉** ☆	………	400g
☐ 豚こま切れ肉	………	300g
☐ **キャベツ** ☆	………	1/2 玉 (600g)
☐ ミニトマト	………	1パック(10個)
☐ **じゃがいも** ☆	………	2 個
☐ ニラ	………	1束(100g)
☐ 木綿豆腐	………	150g
☐ **玉ねぎ** ☆	………	1個
☐ しいたけ	………	4 個

その他の使うもの

☐ 白いりごま	………	大さじ1
☐ 鷹の爪	………	1/2 本
☐ 卵		1個

☆ 今月の注目食材

鶏むね肉

鶏のもも肉と比べるとカロリーは約40%低く、たんぱく質は約1.5倍という超優秀なダイエット食材。加熱後のパサつきを抑える下準備が、おいしく食べるポイントです。

キャベツ

この時期にスーパーに並ぶのは春キャベツ。水分量が多く、葉がやわらかいのが特徴です。芯の切り口が小さくて、断面の葉の巻きがふわっとしているものを選びましょう。

じゃがいも

収穫されたばかりの新じゃがいもが買えるのは春ならでは。小ぶりでみずみずしく、加熱してもしっとりとしています。皮が薄いので、むかずに食べるのも、旬の時期ならではの楽しみです。

玉ねぎ

春の新玉ねぎは皮が薄くて、実がやわらかくみずみずしいのが特徴。皮が茶色い玉ねぎに比べて辛みが少ないので、スライスして生で食べてもおいしいです。

使う調味料

● 醤油	● 酢	● 粒マスタード	● オイスターソース
● 酒	● ごま油	● レモン果汁	● にんにくチューブ
● はちみつ	● 塩	● ギー（バター）	● しょうがチューブ
● 顆粒和風だし	● 胡椒	● みりん	

キャベツ

300gを千切りにして100gずつ3つに分け、1つは副菜に使用、
2つはラップで包み冷蔵する。残りを半分に切り一方はざく切りに、
もう一方は2等分のくし切りにして、それぞれ保存容器に入れる。

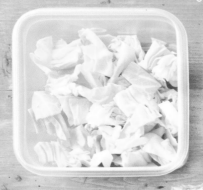
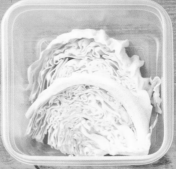

POINT

すりおろした玉ねぎの
酵素やはちみつの効果
で、加熱してもしっとり
ぷるぷるの食感に！

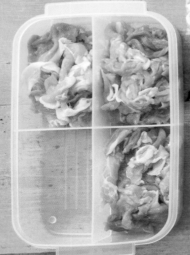

豚こま切れ肉

100gずつ小分けにして保
存容器に入れて冷凍する。

鶏むね肉

フォークで両面数カ所刺す。保存袋に鶏むね
肉、すりおろした玉ねぎ、醤油大さじ2、はち
みつ大さじ1、酒大さじ1を入れてよくもみこむ。
そのまま冷蔵庫に入れて一晩寝かせる。

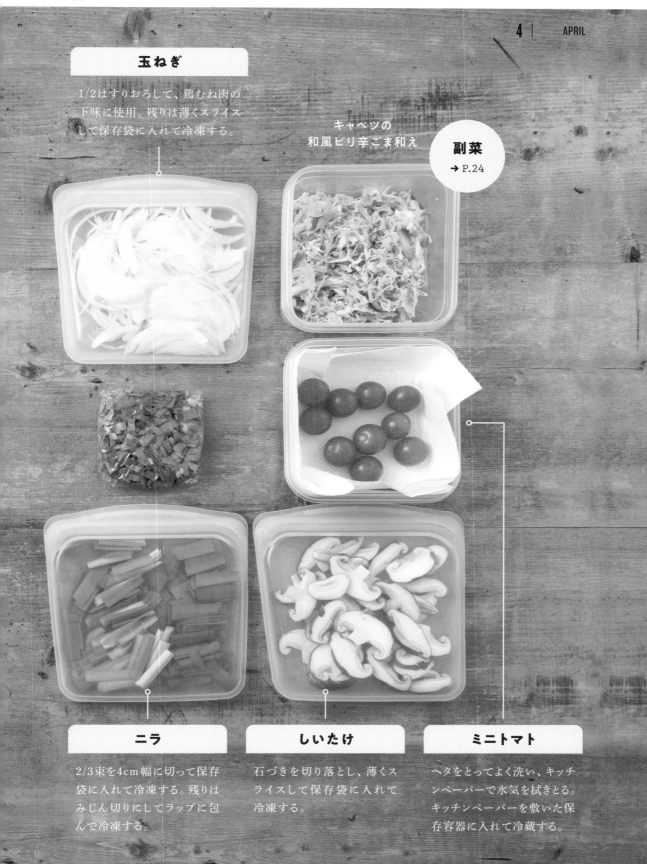

玉ねぎ

1/2はすりおろして、鶏むね肉の下味に使用。残りは薄くスライスして保存袋に入れて冷凍する。

キャベツの
和風ピリ辛ごま和え

副菜
→ P.24

ニラ

2/3束を4cm幅に切って保存袋に入れて冷凍する。残りはみじん切りにしてラップに包んで冷凍する。

しいたけ

石づきを切り落とし、薄くスライスして保存袋に入れて冷凍する。

ミニトマト

ヘタをとってよく洗い、キッチンペーパーで水気を拭きとる。キッチンペーパーを敷いた保存容器に入れて冷蔵する。

キャベツの和風ピリ辛ごま和えをつくる

【 材料 】（つくりやすい分量）

キャベツ（千切り）・・・・ 100g

水 ・・・・ 小さじ2

鷹の爪 ・・・・ 1/2本

白いりごま ・・・・ 大さじ1

調味料

顆粒和風だし ・・・・ 小さじ1

醤油 ・・・・ 小さじ1

酢 ・・・・ 小さじ1

ごま油 ・・・・ 小さじ1

【 つくり方 】

1. 耐熱皿にキャベツと水を入れて、レンジ（600W）で1分半加熱する。

2. 調味料と輪切りにした鷹の爪、白いりごまを入れる。

3. 全体を混ぜ合わせたら完成。

MESSAGE *from ayahare*

日曜日の下準備、おつかれさまでした！ 添え物にする千切りキャベツやミニトマトも、洗ってすぐ使えるようにしておくと、ちょっと野菜をプラスしたいと思ったときに便利です。ミニトマトの数は余裕があるので、1食分の量を増やしてもいいですし、間食がわりに食べてもOK。平日は忙しくて少しの作業でもハードルが上がり、つい「まぁ、いっか」と諦めてしまいがちですが、そんな未来の自分を助けるのが休日のひと手間なのです。

月 曜日

主菜: 玉ねぎソースのローストチキン

副菜: キャベツの和風ピリ辛ごま和え → P.24　**スープ:** 具沢山スープ（みそ汁）→ P.13

主食: ● ●
いも

1食
約 **697** kcal

日曜日に下味をつけた鶏むね肉は、漬けだれごと加熱するだけで満足感のある主菜に。薄くスライスすると、よりぷるぷるでやわらかい食感を楽しめます。この献立では玄米ごはんのかわりに、つけ合わせのじゃがいもが主食です。

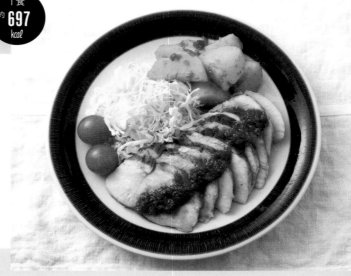

【 材料 】（1人分）

キャベツ（千切り）…… 100g

ミニトマト…… 2個

じゃがいも…… 1個

鶏むね肉…… 400g ※本日食べるのは200g

POINT

食べる前に、鶏むね肉に火が通っているか確認するのをお忘れなく。つまようじを刺して、透明の汁が出てくる＆つまようじの先を触ってほんのりあたたかければOKです。

【 つくり方 】

1. キャベツの千切りとミニトマトはお皿に盛りつけておく。じゃがいもはキッチンペーパーに包み、水に濡らし、ぎゅっと水を絞った状態でラップに包む。耐熱皿に入れてレンジ（600W）で3分半加熱。半分は小さめの一口サイズにカット、残り半分は1cm角に切ってスープの具にする。

水曜日（P.27）の
主菜に！

2. フライパンにオリーブオイル小さじ1（分量外）をひいて、皮目を下にして鶏むね肉を置き、中火で両面に焼き目をつける。さらに弱火で両面5分ずつ蒸し焼きにしたらとり出し、半分を薄く切ってお皿に盛りつける。もう半分はアルミホイルに包んで冷蔵する。

3. 保存袋に残った漬けだれをフライパンに入れ、中火でとろみがつくまで煮詰めたら、じゃがいもを入れて絡める。すべてをお皿に盛りつけたら完成。

火 曜日

主菜: 豚ニラの豆腐チャンプルー

副菜: キャベツの和風ピリ辛ごま和え → P.24　　**スープ:** わかめスープ → P.14

主食: 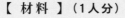 豆腐

約 1食
684
kcal

豚こま切れ肉×ニラ×卵の組み合わせが、おいしくないわけがない！ 主食がわりの豆腐は、表面に焼き目をつけることで香ばしさと食感がプラスされて食べ応えばっちりです。副菜とスープでは、腸にいい食物繊維をたっぷりとれます。

【 材料 】（1人分）

木綿豆腐 ···· 150g
卵 ···· 1個
豚こま切れ肉 ···· 100g
玉ねぎ（スライス）···· 1/2個
しいたけ ···· 2個
ニラ（4cm幅）···· 2/3束（70g）

調味料
顆粒和風だし ···· 小さじ1
醤油 ···· 小さじ2
塩・胡椒 ···· 少々

【 つくり方 】

1. 木綿豆腐を一口サイズにカットする。卵は器に割り入れて、ほぐしておく。

2. フライパンにごま油小さじ1（分量外）をひいて、中火で豚こま切れ肉と玉ねぎを炒め、火が通ったらしいたけとニラを加えてさっと炒める。具材を端に寄せて、空いたスペースで木綿豆腐の表面に軽く焼き色がつくまで焼く。

3. 調味料を加えて全体を混ぜ、すべての具材を端に寄せて空いたスペースに卵を薄く広げて、薄焼き卵をつくった後にやさしく混ぜ合わせたら完成。

卵がぐちゃぐちゃにならない！

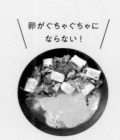

水 曜日

主菜： ローストチキンのマスタード添え

スープ： 具沢山スープ（しょうがスープ）→ P.13

主食： ● いも

約 **621** kcal 1食

月曜日にアルミホイルに包んでおいたローストチキンを、粒マスタードソースで食べる簡単メニュー。火を入れすぎるとパサつくので、ちょこちょこ様子を見て、温まったらとり出しましょう。この献立の主食は、つけ合わせのじゃがいもです。

【 材料 】（1人分）

キャベツ（千切り）…… 100g
ミニトマト…… 2個
じゃがいも…… 1個
鶏むね肉…… 200g
※月曜日に調理済み

調味料

粒マスタード…… 大さじ1
レモン果汁…… 小さじ1
はちみつ…… 小さじ1
ギー（バター）…… 小さじ1

【 つくり方 】

1. キャベツの千切りとミニトマトはお皿に盛りつけておく。じゃがいもはキッチンペーパーに包み、水に濡らし、ぎゅっと水を絞った状態でラップに包む。耐熱皿に入れてレンジ（600W）で3分半加熱。じゃがいもは、半分は小さめの一口サイズにカット、残り半分は1cm角に切ってスープの器に加える。

2. ソースをつくる。耐熱容器に調味料をすべて入れ、レンジ（600W）で30秒加熱してよく混ぜる。月曜日に調理した鶏むね肉を、アルミホイルのままオーブントースターか魚焼きグリルで5分温める（まだ冷たければ、追加で2〜3分温める）。

3. 鶏むね肉を薄くスライスしてお皿に盛りつけ、ソースをかけたら完成。

木 曜日

主菜: キャベツと豚肉のオイスターソース炒め

スープ: 坦々ごまスープ　→ P.15

主食:

玄米 or いも or 豆腐

約 **487** kcal
＋主食

キャベツと豚肉の甘みと、オイスターソースのコクが合わさったおいしい一皿。中華風のおかずには、ピリ辛の坦々ごまスープがぴったりです。主食は玄米ごはんか、食べる時間が遅ければ蒸したじゃがいもや豆腐に置き換えてください。

【 材料 】（1人分）

豚こま切れ肉 …… 100g
キャベツ（ざく切り）…… 150g
しいたけ …… 2個

調味料

A 醤油 …… 小さじ2
　みりん …… 小さじ2
　オイスターソース …… 小さじ2
塩・胡椒 …… 少々

【 つくり方 】

1. 豚こま切れ肉は大きければ3cm幅に切り、フライパンにごま油小さじ1（分量外）をひいて中火で炒める。火が通ったらキャベツとしいたけを加えて、蓋をして2分間蒸し焼きにする。

2. キャベツがしんなりしたら、キッチンペーパーで余分な水気を軽く拭きとり、Aを加えて全体を混ぜ合わせる。

3. 最後に塩・胡椒で味を整えて、お皿に盛ったら完成。

金 曜日

主菜: **ニラだれ肉巻きキャベツ**

スープ: 具沢山スープ（中華スープ） → P.13

主食: or or
玄米　or　いも　or　豆腐

約 **588** kcal ＋主食

大きめにカットしたキャベツを豚肉で巻いてボリューム満点の主菜に。香り豊かなニラだれで、より食欲が刺激されます。中華風に味つけした具沢山スープで野菜ときのこもプラスしてバランスよく。主食は自由に選んでくださいね。

【 材料 】（1人分）

キャベツ（くし切り）…… 150g
豚こま切れ肉 …… 100g
ニラ（みじん切り）…… 1/3束（30g）
水 …… 150㎖

調味料
酒 …… 大さじ 2
 A 醤油 …… 大さじ 1
酢 …… 小さじ 1
ごま油 …… 小さじ 2
にんにくチューブ、
しょうがチューブ …… 各2cm

【 つくり方 】

1. キャベツに豚こま切れ肉を巻き、アルミホイルの上にのせて酒をかける。

2. フライパンに水を入れて、その上に**1.**をのせる。蓋をして弱中火で5分蒸し焼きにする。

3. ニラだれをつくる。ボウルにニラと**A**を入れて混ぜ合わせる。肉巻きをお皿に盛って、ニラだれをかけたら完成。

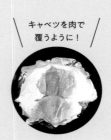
キャベツを肉で覆うように！

5 月　ダイエット継続のカギ！
簡単つくりおき

気温や環境の変化で、無意識に溜まった疲れがいっきにあらわれる時期。気持ちが落ちこみやすく、ダイエットのモチベーションも下がりがちです。そんな5月は、日曜日に5日分の主菜をつくりおきして、平日の負担を減らすのが◎。時間の余裕は心のゆとりを生み出します。

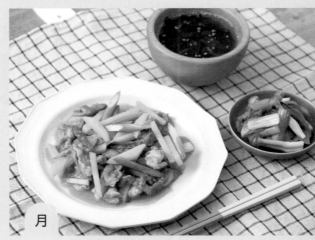

月

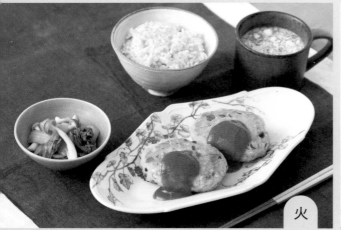

火

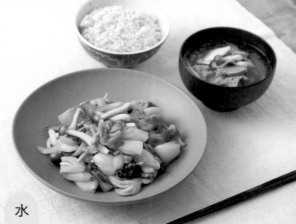

水

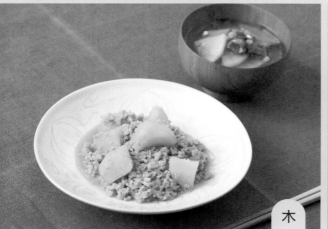

木

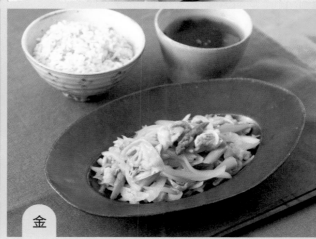

金

MAY
SHOPPING LIST

お買い物リスト

☐ 鶏ひき肉　⋯⋯⋯ 300g

☐ 豚こま切れ肉　⋯⋯⋯ 300g

☐ **チンゲンサイ** ☆ ⋯⋯⋯ 2袋(600g)

☐ **アスパラガス** ☆ ⋯⋯⋯ 4本

☐ 玉ねぎ　⋯⋯⋯ 1個

☐ じゃがいも　⋯⋯⋯ 2個

☐ しめじ　⋯⋯⋯ 1〜2パック（200g）

その他の使うもの

☐ ピザ用チーズ　⋯⋯⋯ 20g

☐ 片栗粉　⋯⋯⋯ 小さじ4

☆ 今月の注目食材

チンゲンサイ

旬を迎えるのは春と秋。シャキシャキとした歯ごたえと甘みがあり、煮崩れしにくいのでどんな料理にもマッチします。抗酸化作用が強いので、体調を崩しがちな時期にぴったり。

アスパラガス

春に買える旬のものは、甘みが強く、やわらかくておいしいです。選ぶときは、穂先がほどよく締まり、色が濃くて茎が太くまっすぐなものを探してみてください！

使う調味料

- 顆粒和風だし
- ぽん酢
- 醤油
- みりん
- 酒
- てんさい糖
- 塩
- 胡椒
- ケチャップ
- 顆粒コンソメ
- 鶏ガラスープの素
- しょうがチューブ
- にんにくチューブ

月曜の主菜	火曜の主菜	水曜の主菜
豚肉と春野菜の甘辛炒め	チーズ入り鶏ハンバーグ	豚肉とチンゲンサイの中華炒め

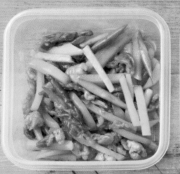 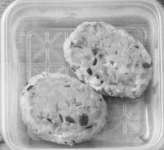 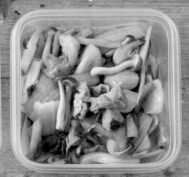

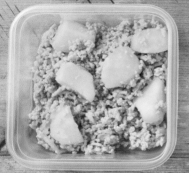 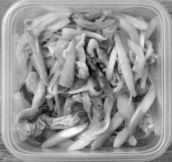 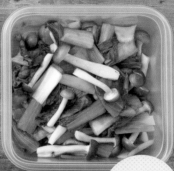

副菜
→ P.33

木曜の主菜	金曜の主菜	
そぼろ肉じゃが	豚肉とアスパラガスのしょうが焼き	チンゲンサイとしめじのぽん酢和え

――― つくる順番 ―――

副菜 → 月曜 → 水曜 → 金曜 → 火曜 → 木曜 の順につくっていきます。

豚こま切れ肉は、はじめにまとめて片栗粉をまぶします。ボウルは、豚肉のレシピをつくり終えたら一度洗って乾かしておき、火曜のレシピで使います。木曜の煮こみ時間に洗い物を進めると片づけがラクです。

野菜の下準備をする

チンゲンサイ	4cm幅のざく切りにする。
アスパラガス	根本付近の硬い部分は表面をピーラーで削り、斜め切りにする。
しめじ	石づきをとって小房に分ける。50gはみじん切りにしておく。
玉ねぎ	薄くスライスする。
じゃがいも	芽をとって1個は細切りに、もう1個は一口サイズに切る。

肉の下準備をする

豚こま切れ肉

ボウルに入れて、片栗粉小さじ3をまんべんなくまぶす。

POINT

肉に片栗粉をまぶしておくと、
解凍したときにパサつきません。

SUB
recipe

チンゲンサイとしめじのぽん酢和えをつくる

【 材料 】（つくりやすい分量）

チンゲンサイ …… 1袋（300g）
しめじ …… 100g
水 …… 小さじ2

調味料

顆粒和風だし …… 小さじ1
ぽん酢 …… 大さじ1

【 つくり方 】

1. 耐熱皿に、チンゲンサイ、しめじ、水を入れてラップをし、
レンジ（600W）で2分加熱する。

2. 1.に調味料を入れて混ぜ合わせたら完成。

豚肉と春野菜の甘辛炒めをつくる

【 材料 】（1人分）

豚こま切れ肉 ‥‥ 100g
じゃがいも（細切り） ‥‥ 1個
アスパラガス ‥‥ 2本

調味料

醤油 ‥‥ 大さじ1
酒 ‥‥ 大さじ1
みりん ‥‥ 大さじ2
てんさい糖 ‥‥ 小さじ1

【 つくり方 】

1. フライパンにオリーブオイル小さじ1（分量外）をひいて、豚こま切れ肉を中火で炒める。

2. 豚こま切れ肉にだいたい火が通ったらじゃがいもを加える。

3. じゃがいもが透き通ってきたらアスパラガスを入れて、調味料を加えて全体を絡めたら完成。保存容器に入れて冷蔵する。

豚肉とチンゲンサイの中華炒めをつくる

【 材料 】（1人分）

豚こま切れ肉 ‥‥ 100g
チンゲンサイ ‥‥ 300g
しめじ ‥‥ 50g

調味料

鶏ガラスープの素 ‥‥ 小さじ1/2
醤油 ‥‥ 大さじ1
にんにくチューブ・しょうがチューブ
‥‥ 各2cm

【 つくり方 】

1. フライパンにオリーブオイル小さじ1（分量外）をひいて、豚こま切れ肉を中火で炒める。

2. 豚こま切れ肉にだいたい火が通ったら、チンゲンサイとしめじを加えて軽く混ぜ合わせる。

3. 調味料を入れて、全体に火が通ったら完成。保存容器に入れて冷凍する。

豚肉とアスパラガスのしょうが焼きをつくる

【 材料 】（1人分）

豚こま切れ肉 ‥‥ 100g
玉ねぎ ‥‥ 1/2個
アスパラガス ‥‥ 2本

調味料

醤油 ‥‥ 大さじ1/2
みりん ‥‥ 大さじ1/2
しょうがチューブ ‥‥ 3cm

【 つくり方 】

1. フライパンにごま油小さじ1（分量外）をひいて、豚こま切れ肉と玉ねぎを中火で炒める。

2. 豚こま切れ肉に軽く火が通ったら、アスパラガスを加える。

3. 調味料を入れて、少し煮詰めながら絡めたら完成。保存容器に入れて冷凍する。

for **MAIN**
4

チーズ入り鶏ハンバーグをつくる

中心にチーズを
入れて包みこむ

【 材料 】（1人分）

鶏ひき肉 …… 200g
しめじ（みじん切り）…… 50g
ピザ用チーズ …… 20g
片栗粉 …… 小さじ1

調味料

塩・胡椒 …… 少々

【 つくり方 】

1. ボウルに鶏ひき肉としめじ
を入れ、片栗粉と調味料を
加えてよく混ぜ合わせる。

2. タネを2等分し、ピザ用チーズを10gずつ入れて丸
める。フライパンにのせて蓋をし、弱～中火で3分
蒸し焼きにする。

3. 焼き色がついたらひっくり返して、3分蒸し焼きにし
たら完成。保存容器に入れて冷凍する。

for **MAIN**
5

そぼろ肉じゃがをつくる

【 材料 】（1人分）

鶏ひき肉 …… 100g
じゃがいも（一口サイズ）…… 1個
玉ねぎ …… 1/4個
水 …… 250mℓ

調味料

醤油 …… 大さじ1
みりん …… 大さじ1
てんさい糖 …… 小さじ1

【 つくり方 】

1. フライパンに、鶏ひき肉、水、調味料を入れて中火で
加熱する。

2. 鶏ひき肉に火が通ったらじゃがいもと玉ねぎを加える。

3. 蓋をして弱火で10分煮こんで完成。
保存容器に入れて冷凍する。

MESSAGE *from ayahare*

フードプロセッサーをお持ちの方は、鶏むね肉を買って
ひき肉にするとコスパがいいです。また、スーパーで部
位が表記されていない鶏ひき肉は、むね肉やもも肉など
いろんな部位が含まれています。自分で鶏むね肉から挽
く方が、カロリーが抑えられてたんぱく質の量も多くなる
ので、ダイエットの視点からもオススメです。

月 曜日

豚肉と春野菜の
甘辛炒め

シャキシャキのアスパラガスとじゃがいもの食感が楽しい一皿。甘辛いたれもよく絡みます。この献立では、玄米のかわりに主菜に含まれるじゃがいもが主食です。

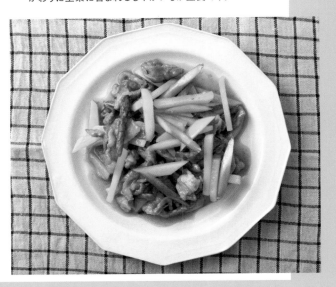

――――――― → P.34

副菜： チンゲンサイとしめじのぽん酢和え
→ P.33

スープ： わかめスープ → P.14

主食：
いも

約 **521** kcal 1食

食べ方：
保存容器のまま、レンジ（600W）で1〜2分温める。温め足りない場合は、20秒ずつ追加で加熱する。

火 曜日

チーズ入り
鶏ハンバーグ

あっさりとした鶏ハンバーグにチーズのコクが加わって、ダイエットレシピとは思えない幸福感……！ 洋風の卵スープとケチャップベースのソースとの相性も抜群です。

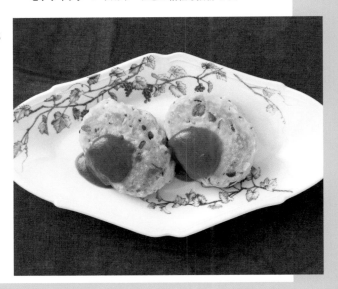

――――――― → P.35

副菜： チンゲンサイとしめじのぽん酢和え
→ P.33

スープ： 卵スープ → P.15

主食：
玄米 or いも or 豆腐

約 **600** kcal ＋主食

食べ方：
保存容器のまま、レンジ（600W）で2〜3分温める。温め足りない場合は、さらに1〜2分追加で加熱する。ケチャップ大さじ1、醤油小さじ1/2、顆粒コンソメ小さじ1/2を混ぜてソースをつくり、ハンバーグの上にかける。

水 曜日

豚肉とチンゲンサイの
中華炒め

→ P.34

にんにくとしょうがの風味が効いたパンチのある味つけに、旬のチンゲンサイの甘みと豚肉のコクがベストマッチ！ 具沢山スープの味つけは、中華スープがオススメです。

スープ： 具沢山スープ（中華スープ）
→ P.13

主食： or or 　玄米　or　いも　or　豆腐

 約 **451** kcal ＋主食

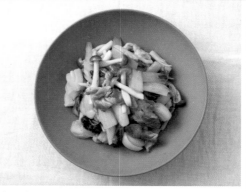

食べ方： 保存容器のまま、レンジ（600W）で3〜4分温める。温め足りない場合は、さらに1〜2分追加で加熱する。

木 曜日

そぼろ肉じゃが

→ P.35

ほっくりとしたじゃがいもとやさしい味つけが落ち着きます。具沢山スープはみそ汁にして、和定食の完成。この献立では、玄米のかわりに主菜に含まれるじゃがいもが主食です。

スープ： 具沢山スープ（みそ汁）
→ P.13

主食： 　いも

 1食 約 **472** kcal

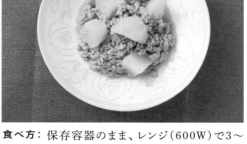

食べ方： 保存容器のまま、レンジ（600W）で3〜4分温める。温め足りない場合は、さらに1〜2分追加で加熱する。

金 曜日

豚肉とアスパラガスの
しょうが焼き

→ P.34

定番の豚のしょうが焼きにアスパラガスを入れると、見た目も味も春仕様に。食物繊維が豊富なあおさのみそ汁と合わせて、免疫機能の鍵を握る腸内環境を整えましょう。

スープ： あおさのみそ汁
→ P.14

主食： or or 　玄米　or　いも　or　豆腐

   約 **382** kcal ＋主食

食べ方： 保存容器のまま、レンジ（600W）で3〜4分温める。温め足りない場合は、さらに1〜2分追加で加熱する。

6月 梅雨ダルでもラクラクな レンチンレシピ

梅雨は気分が落ちこみやすく、食事を
つくるのもおっくうになって、インスタント
食品に頼りがち……。そんなときはレンチ
ンレシピで、手軽に栄養補給して自分を
いたわりましょう！自律神経を整えるには、
ゆっくり湯船につかったり、規則正しい
生活をおくったりすることも大切です。

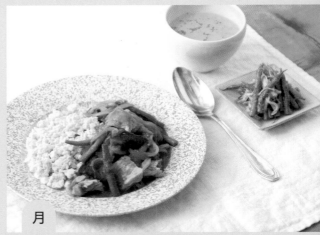

月

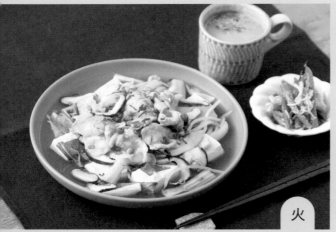

火

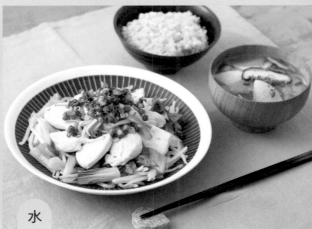

水

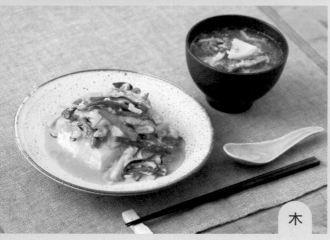

木

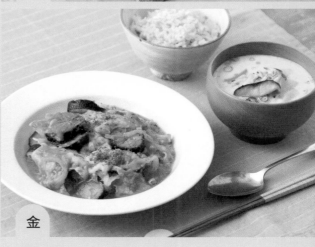

金

JUNE
SHOPPING LIST

お買い物リスト

- ☐ 鶏むね肉 ……… 400g
- ☐ 豚こま切れ肉 ……… 200g
- ☐ さやいんげん☆ ……… 2袋（200g）
- ☐ ナス☆ ……… 2本
- ☐ チンゲンサイ ……… 1袋（300g）
- ☐ 玉ねぎ ……… 1個
- ☐ しいたけ ……… 4個
- ☐ かにかまぼこ ……… 1袋（10本）
- ☐ もやし ……… 1袋（200g）
- ☐ 絹豆腐 ……… 1丁（300g）
- ☐ トマト缶 ……… 1缶（400g）

その他の使うもの

- ☐ 白すりごま… 大さじ1
- ☐ 卵 …… 1個
- ☐ 刻みねぎ → P.12
- ☐ 片栗粉 …… 小さじ1
- ☐ ピザ用チーズ …… 適量（お好みで）

☆ 今月の注目食材

さやいんげん

鮮やかな緑とシャキッとした食感が、料理のアクセントになるさやいんげん。免疫機能を活性化させるβ-カロテンやビタミンB_2、メンタルの不調を予防するビタミンB_1などの栄養素が豊富です。さやが太すぎず、ハリのあるものを選びましょう。

ナス

初夏から旬を迎えるナスは、煮ても焼いてもおいしく食べられる万能食材です。また、皮に含まれるアントシアニンには抗酸化作用があり、紫外線による肌ダメージを補修する効果も。意外と紫外線量の多い6月に、積極的にとりたい野菜です。

使う調味料

- ● マヨネーズ
- ● 醤油
- ● カレー粉
- ● にんにくチューブ
- ● 顆粒コンソメ
- ● 塩
- ● 胡椒
- ● ぽん酢
- ● ごま油
- ● 酒
- ● レモン果汁
- ● 鶏ガラスープの素
- ● しょうがチューブ

チンゲンサイ

4cm幅のざく切りにして保存容器に入れて冷凍する。

玉ねぎ

薄くスライスして保存袋に入れて冷凍する。

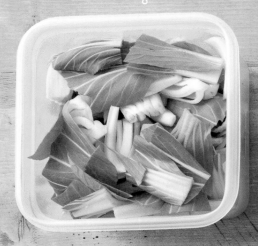

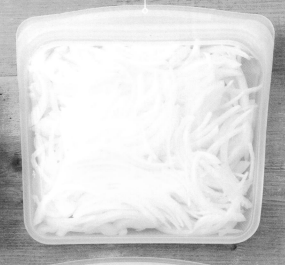

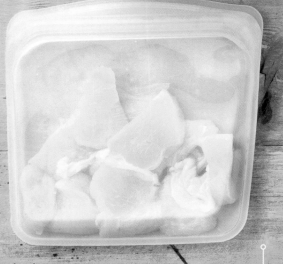

鶏むね肉

一口サイズのそぎ切りにする。200gはそのまま保存袋に入れて冷蔵。残りは酒大さじ1をもみこんで保存袋に入れて冷凍する。

POINT

酒につけておくことで、鶏むね肉がやわらかくなります。少しの手間で仕上がりが全然ちがうので、ぜひお試しください！

さやいんげん

半分に切る。筋が気になる場合は、ヘタを折って腹側にゆっくり引いてとる。逆の端も折って同様に背側の筋をとる。副菜用に100gとり分けで、残りは保存容器に入れて冷凍する。

さやいんげんとかにかまの
マヨ和え

副菜
→ P.42

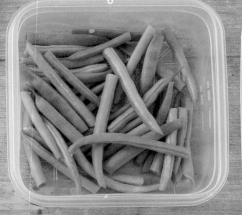

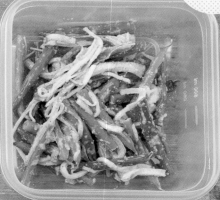

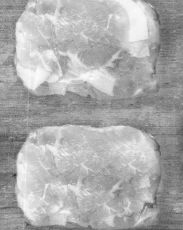

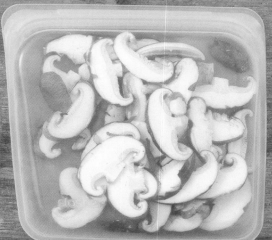

豚こま切れ肉

100gずつに分けてラップで包んで冷凍する。

しいたけ

石づきを切り落とし、傘と軸に分けてスライスして保存袋に入れて冷凍する。

SUB *recipe*

さやいんげんとかにかまのマヨ和えをつくる

【 材料 】（つくりやすい分量）

さやいんげん ···· 1袋（100g）

かにかまぼこ ···· 4本

白すりごま ···· 大さじ1

調味料

マヨネーズ ···· 大さじ1/2

醤油 ···· 小さじ1/2

【 つくり方 】

1. とり分けておいたさやいんげんを耐熱皿に入れてレンジ（600W）で2分加熱する。

2. 耐熱皿にかにかまぼこを裂いて加える。

3. 調味料と白すりごまを入れてよく混ぜたら完成。

MESSAGE *from ayahare*

鶏むね肉をそぎ切りにするときは、繊維の流れに逆らうように、斜めに包丁を入れるのがポイントです。こうすることで、しっとりやわらかく仕上がります。私はいつも大体1枚350〜400gの鶏むね肉を買ってきて150〜200gに切り分け、キッチンペーパーで水気をとってからラップに包んで冷凍庫にストックしています。冷凍庫内は乾燥しやすく鮮度が落ちてしまうので、2週間以内を目安に食べきるのがマイルールです。

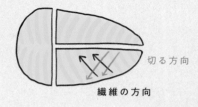

切る方向

繊維の方向

曜日

主菜: 夏野菜のトマトカレー

副菜: さやいんげんとかにかまのマヨ和え → P.42 　**スープ:** 卵スープ → P.15

主食:

玄米　or　豆腐

約 **717** kcal
＋主食

煮こみ時間がかかるイメージのカレーですが、1人分ならレンジでパパッとつくれます。多めにできるので、残ったら冷凍して2週間を目安に食べきりましょう。主食は、玄米ごはんはもちろん、煎り豆腐(P.17)と合わせてもおいしいです。

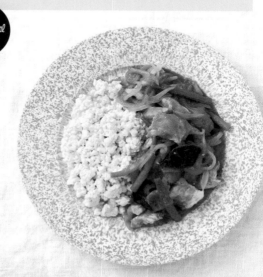

【 材料 】(1人分)

ナス …… 1本
さやいんげん …… 50g
玉ねぎ …… 1/2個
鶏むね肉(冷蔵) …… 200g
トマト缶 …… 1/2缶(200g)

調味料

カレー粉 …… 小さじ2
にんにくチューブ …… 3cm
顆粒コンソメ …… 小さじ1

【 つくり方 】

1. ナスを一口サイズに切る。大きめの耐熱ボウルにナス、さやいんげん、玉ねぎ、鶏むね肉、トマト缶、調味料を入れて軽く混ぜ合わせる。

2. 1.をレンジ(600W)で10分加熱する。均等に火が通るように、5分たったら一度レンジを開けて混ぜる。

3. 主食と一緒にお皿に盛ったら完成。

POINT

10分加熱後、一番大きい鶏肉を箸で割って、中までしっかり火が通っていることを確認。生っぽければ、20秒ずつ様子を見ながら加熱します。

火 曜日

主菜: 豚肉と野菜のレンジ蒸し

副菜: さやいんげんとかにかまのマヨ和え → P.42   **スープ:** 柚子胡椒の卵スープ → P.15

主食: 豆腐

1食 約 **698** kcal

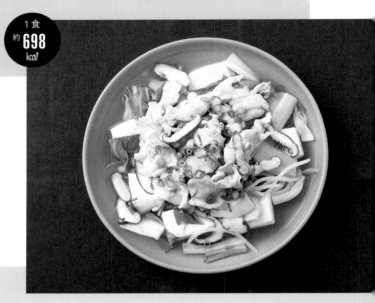

ヘルシーな蒸し料理はダイエットの味方。余分な脂が落ちた豚肉とたっぷりの野菜を、ぽん酢ベースのさっぱりとしたたれでいただきます。スープは柚子胡椒が香る卵スープで。この献立の主食は、主菜に含まれている豆腐です。

【 材料 】（1人分）

絹豆腐 ···· 150g
もやし ···· 1/2袋
チンゲンサイ ···· 150g
しいたけ ···· 2個
豚こま切れ肉 ···· 100g
刻みねぎ ···· 適量

調味料
塩・胡椒 ···· 少々
A ぽん酢 ···· 大さじ1
  ごま油 ···· 小さじ1

【 つくり方 】

1. 豆腐を好きな大きさに切る。

2. 深めの耐熱皿に豆腐、もやし、チンゲンサイ、しいたけ、豚こま切れ肉を重ね、塩・胡椒をしてレンジ（600W）で5分加熱する（豚肉に火が通っていない場合は20秒ずつ追加で加熱）。

3. **A**を混ぜ合わせてたれをつくる。お皿に**2.**を盛って、刻みねぎとたれをかけたら完成。

水 曜日

主菜: 蒸し鶏とねぎ塩レモンだれ

スープ: 具沢山スープ（みそ汁） → P.13

主食:
玄米 or いも or 豆腐

約**583**kcal ＋主食

じめじめとした天気でモヤッとした気持ちを、レモンの酸味でリセット！ヘルシーな蒸し鶏と野菜に、ねぎ塩レモンだれがマッチします。さらに具沢山スープで食物繊維をたっぷりとって、腸からメンタルを立て直しましょう！

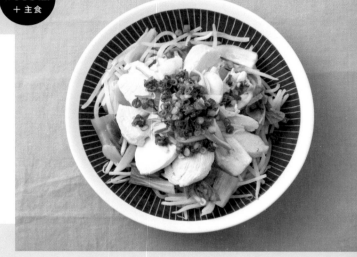

【 材料 】（1人分）

もやし…・1/2袋
かにかまぼこ…・3本
鶏むね肉（冷凍）…・200g
チンゲンサイ…・150g
刻みねぎ…・20g

調味料
鶏ガラスープの素…・小さじ1/2
胡椒…・少々
レモン果汁…・小さじ2
ごま油…・小さじ2

【 つくり方 】

1. もやしは洗って、かにかまぼこは裂いておく。鶏むね肉を耐熱皿にできるだけ重ならないように並べて、ラップをしてレンジ（600W）で3分加熱する。ラップをしたまま4分放置し、余熱で火を通す。

2. ボウルに刻みねぎと調味料を入れて、軽く混ぜ合わせてたれをつくる。別の耐熱皿にもやしとチンゲンサイを入れて、レンジ（600W）で2分加熱する。

3. すべての具材をお皿に盛り付け、たれをかけたら完成。

木曜日

主菜: 豆腐の天津飯

スープ: 具沢山スープ（ごまみそスープ） → P.13

主食: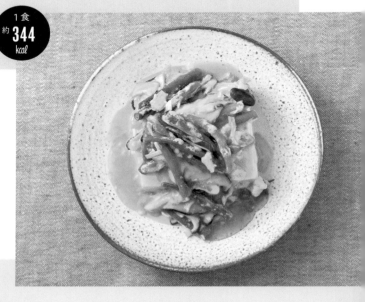
豆腐

1食 約 344 kcal

天津飯のごはんを豆腐に置き換えて、あっさりヘルシーなダイエットレシピに大変身。さやいんげんの彩りや、しょうがの香るたれが食欲をそそります。ごまみそスープは、やさしい味の天津飯と相性ぴったりです。

【 材料 】（1人分）

絹豆腐 ···· 150g
しいたけ ···· 2個
さやいんげん ···· 50g
かにかまぼこ ···· 3本
溶き卵 ···· 1個

調味料
醤油 ···· 小さじ1
鶏ガラスープの素 ···· 小さじ1
しょうがチューブ ···· 約2cm

水溶き片栗粉
水 ···· 100㎖
片栗粉 ···· 小さじ1

【 つくり方 】

1. 豆腐は水を切ってクッキングペーパーで包み、レンジ（600W）で1分半温める。

2. 耐熱ボウルにしいたけ、さやいんげんを入れてラップをしてレンジ（600W）で2分加熱する。溶き卵と裂いたかにかまぼこを加えて混ぜ合わせ、再度レンジで2分加熱する（卵がゆるい場合は20秒ずつ追加）。

3. 別皿に調味料と水溶き片栗粉を入れて混ぜ、レンジ（600W）でとろみがつくまで30秒ほど加熱してたれをつくる。お皿に豆腐を盛り、2.とたれをかけたら完成。

曜日

主菜: ナスと豚肉のトマト煮

スープ: 具沢山スープ（豆乳みそスープ） → P.13

主食: or or

玄米 or いも or 豆腐

 約**497**kcal ＋主食

相性抜群のナスと豚肉を、トマト缶を使って手軽な煮こみ料理に。少しソースが多めなので、主食がわりに蒸しじゃがいも（P.17）を加えてもおいしいです。酸味のある主菜には、まろやかな豆乳みそスープがよく合います。

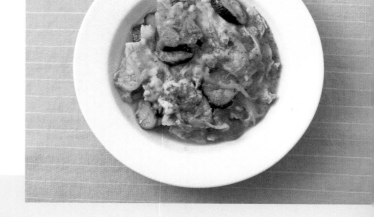

【 材料 】（1人分）

ナス …… 1本
玉ねぎ …… 1/2個
豚こま切れ肉 …… 100g
トマト缶 …… 1/2缶（200g）
ピザ用チーズ …… お好みで
ドライパセリ …… お好みで

調味料
顆粒コンソメ …… 小さじ1
塩・胡椒 …… 少々
にんにくチューブ …… 3cm

【 つくり方 】

1. ナスを1cm幅の輪切りにする。耐熱皿にナスと玉ねぎを並べ、その上に豚こま切れ肉をのせる。

2. トマト缶に調味料を混ぜ合わせてソースをつくる。

3. 1.にソースをかけてお好みでピザ用チーズをのせ、ラップをしてレンジ（600W）で7〜8分加熱したら完成（豚肉に火が通っていない場合は20秒ずつ追加で加熱）。ドライパセリをかけると彩りUP。

7月　夏の不調に効く栄養たっぷりつくりおき

太陽をたっぷり浴びて育った夏野菜は、うまみが濃くて見た目も鮮やか。夏におこりやすい心身の不調を予防する栄養もたっぷり含んでいます。日曜日に気合いを入れてつくりおきしたら、平日の夕食はレンチンするだけ。強い日差しで疲れた体を、食事と睡眠で回復させましょう。

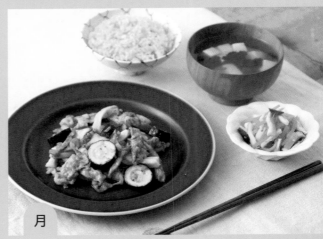
月

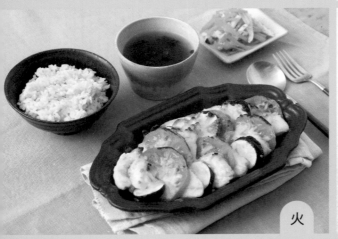
火

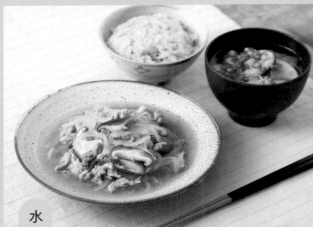
水

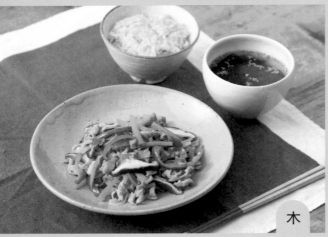
木

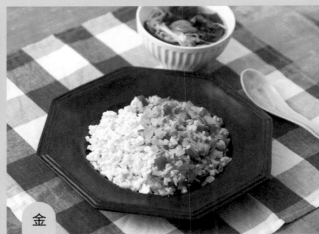
金

JULY
SHOPPING LIST

お買い物リスト		
☐ 豚こま切れ肉	………	300g
☐ 鶏むね肉	………	400g
☐ **ピーマン☆**	………	1袋（4個）
☐ **ズッキーニ☆**	………	1本
☐ **にんにく☆**	………	1個
☐ にんじん	………	1本
☐ 玉ねぎ	………	1個
☐ しいたけ	………	4個
☐ エリンギ	………	2本
☐ トマト	………	1個

その他の使うもの

☐ 片栗粉	………	小さじ2
☐ 白いりごま	………	大さじ1/2
☐ ピザ用チーズ	………	20g

☆ 今月の注目食材

ピーマン

夏野菜の中でもトップレベルに栄養豊富。特にビタミンCが多く、紫外線によるシミ・そばかすの予防に役立ちます。色鮮やかで皮にハリがあるものが新鮮です。

ズッキーニ

夏の体に不足しやすいカリウムや、疲労回復を助けるビタミンB群とカロテンがたっぷり含まれています。オリーブオイルで炒めると、β-カロテンの吸収率がアップします。

にんにく

普段は手軽なにんにくチューブを使っていますが、旬の時期はまとめてみじん切りにして、1かけ分ずつ冷凍しておきます。たんぱく質をエネルギーに変換する作用があり、ダイエットにうってつけの食材です。

使う調味料

●ごま油	●マヨネーズ	●酒	●豆板醤
●醤油	●塩	●てんさい糖	●にんにくチューブ
●みりん	●胡椒	●コチュジャン	
●顆粒和風だし	●顆粒コンソメ	●オイスターソース	

月曜の主菜

豚肉とズッキーニの
ガーリックマヨ炒め

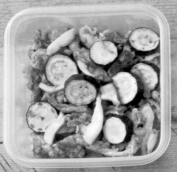

火曜の主菜

鶏肉とズッキーニの
チーズ焼きの具

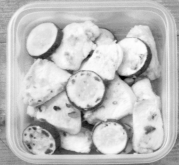

水曜の主菜

豚肉の甘辛煮

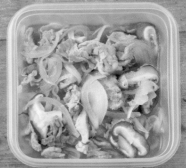

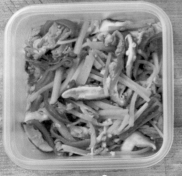

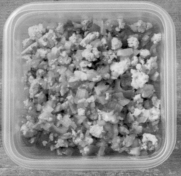

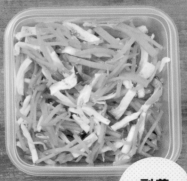

副菜
→ P.51

木曜の主菜

豚肉のプルコギ風

金曜の主菜

鶏そぼろのガパオ風

にんじんとエリンギの
きんぴら

―――― つくる順番 ――――

副菜 → 月曜 → 木曜 → 水曜 → 火曜 → 金曜 の順につくっていきます。

ボウルは、月曜と木曜の豚こま切れ肉の下準備で使ったら一度洗い、火曜の鶏むね
肉の下準備に使います。

野菜・肉の下準備をする

ピーマン	2個は細切りに、残りはみじん切りにする。
ズッキーニ	輪切りにし、大きいものは半月切りにする。
トマト	輪切りにし、大きいものは半月切りにする。保存容器に入れて冷蔵する。
玉ねぎ	半分は薄くスライスし、残りはみじん切りにする。
にんじん	1/4本をみじん切りにして、残りは細切りにする。
エリンギ	手で細かく裂く。大きいものは長さを半分に切る。
しいたけ	石づきを切り落とし、傘と軸に分けて薄くスライスする。
にんにく	すべてみじん切りにして1かけ分ずつ小分けにして冷凍しておく。

鶏むね肉

200gは一口サイズにそぎ切りにして、残りは細かくたたいてミンチにする。

POINT

フードプロセッサーがあれば、ミンチにするのがとても楽です。この作業が面倒であれば、お買い物リストの鶏むね肉200gを、鶏ひき肉200gに変更してもOK。

SUB
recipe

にんじんとエリンギのきんぴらをつくる

【 材料 】（つくりやすい分量）

にんじん（細切り）…… 1/2本
エリンギ …… 1本
白いりごま …… 大さじ1/2

調味料
ごま油 …… 小さじ1
A 醤油 …… 小さじ1
みりん …… 小さじ1
顆粒和風だし …… 小さじ1

【 つくり方 】

1. にんじんとエリンギを耐熱皿に入れ、ごま油を加えて軽く混ぜ合わせて、レンジ（600W）で3分加熱する。

2. Aを入れてよく混ぜる。

3. 白いりごまを入れてよく混ぜたら完成。保存容器に入れて冷蔵する。

for MAIN 1 豚肉とズッキーニのガーリックマヨ炒めをつくる

【 材料 】（1人分）

豚こま切れ肉 ···· 100g
片栗粉 ···· 小さじ1
ズッキーニ ···· 1/2本
にんにく ···· 1かけ
エリンギ ···· 1本

調味料
マヨネーズ ···· 大さじ1/2
醤油 ···· 小さじ1
塩・胡椒 ···· 少々

【 つくり方 】

1. ボウルに豚こま切れ肉を入れ、片栗粉をまぶす。別の器に調味料を混ぜ合わせてたれをつくっておく。

2. フライパンにオリーブオイル小さじ1（分量外）とにんにくを入れて豚こま切れ肉を焼き、ズッキーニは並べて入れて両面に焼き目をつける。

3. 豚こま切れ肉に火が通り、ズッキーニに軽く焼き目がついたら、エリンギを加えてさっと炒める。たれを全体に絡めて完成。保存容器に入れて冷蔵する。

for MAIN 2 豚肉のプルコギ風をつくる

【 材料 】（1人分）

豚こま切れ肉 ···· 100g
にんにく ···· 1かけ
ピーマン（細切り）···· 2個
にんじん（細切り）···· 1/4本
しいたけ ···· 2個

調味料
酒 ···· 小さじ2
みりん ···· 小さじ2
醤油 ···· 小さじ2
コチュジャン ···· 小さじ1

【 つくり方 】

1. ボウルに豚こま切れ肉を入れ、にんにくと調味料を入れてよく混ぜる。

2. フライパンにごま油小さじ1（分量外）をひき、豚こま切れ肉を弱中火で焼く。

3. ある程度火が通ったら、ピーマン、にんじん、しいたけを加えてよく炒めたら完成。保存容器に入れて冷凍する。

POINT

しっかり辛みを効かせたい場合は、コチュジャンを豆板醤に置き換えてください。調味料を絡めた豚肉は焦げやすいので、火加減は弱めの中火です。

for MAIN 3 豚肉の甘辛煮をつくる

【 材料 】（1人分）

豚こま切れ肉 ···· 100g
玉ねぎ（スライス）···· 1/2個
しいたけ ···· 2個
水 ···· 100㎖

調味料
醤油 ···· 大さじ1
みりん ···· 大さじ1
酒 ···· 大さじ1
てんさい糖 ···· 小さじ1

【 つくり方 】

1. フライパンに水と調味料を入れて軽く混ぜ合わせておく。

2. 1.に豚こま切れ肉、玉ねぎ、しいたけを入れて、中火で煮立たせる。

3. 煮立ったら蓋をして、弱火で5分煮こんだら完成。保存容器に入れて冷凍する。

for
MAIN
4

鶏肉とズッキーニのチーズ焼きの具をつくる

【 材料 】（1人分）

鶏むね肉（そぎ切り）‥‥ 200g
片栗粉 ‥‥ 小さじ1
にんにく ‥‥ 1かけ
ズッキーニ ‥‥ 1/2本

調味料

顆粒コンソメ ‥‥ 小さじ1
塩・胡椒 ‥‥ 少々

【 つくり方 】

1. 鶏むね肉に片栗粉をまんべんなくまぶす。

2. フライパンにオリーブオイル小さじ1（分量外）とにんにくを入れて、弱火で香りを出す。鶏むね肉を入れ、ズッキーニも並べて中火で両面に焼き目をつける。

3. 2.に調味料を入れて全体を混ぜる。保存容器に入れて冷凍する。

for
MAIN
5

鶏そぼろのガパオ風をつくる

【 材料 】（1人分）

鶏むね肉（ミンチ）‥‥ 200g
玉ねぎ（みじん切り）‥‥ 1/2個
ピーマン（みじん切り）‥‥ 2個
にんじん（みじん切り）‥‥ 1/4本

調味料

醤油 ‥‥ 大さじ1
オイスターソース ‥‥ 小さじ1
豆板醤 ‥‥ 小さじ1
にんにくチューブ ‥‥ 2cm
てんさい糖 ‥‥ 小さじ1

【 つくり方 】

1. 調味料を混ぜ合わせる。

2. フライパンにオリーブオイル小さじ1（分量外）をひき、鶏むね肉と玉ねぎを中火で炒める。

3. 鶏むね肉に火が通ったら、ピーマンとにんじんを加え、にんじんがしんなりとするまで炒める。1.を入れて全体を混ぜたら完成。保存容器に入れて冷凍する。

POINT

調味料を合わせた状態で加える方が、味が均等に混ざって仕上がりがおいしくなります。

MESSAGE *from ayahare*

みじん切りにしたにんにくは、アイストレー（P.11）で冷凍しています。1かけ分ずつ小分けにできて、底面がシリコーン素材でやわらかいのでとり出すのも簡単。凍ったまま、料理に加えるだけでOKです。にんにくで香りづけすると、塩分を控えてもしっかりおいしく仕上がるので重宝しています。

月 曜日

豚肉とズッキーニの
ガーリックマヨ炒め

あっさりとした味わいのズッキーニとエリンギに、ガーリックマヨのパンチがたまらない！ 副菜のにんじんに含まれるビタミンAは油とセットで吸収率がアップします。

→ P.52

副菜： にんじんとエリンギのきんぴら
→ P.51

スープ： 豆腐と海苔のスープ → P.14

主食：   約**492**kcal ＋主食

玄米 or いも or 豆腐

食べ方：

保存容器のまま、レンジ（600W）で1〜2分温める。温め足りない場合は、20秒ずつ追加で加熱する。

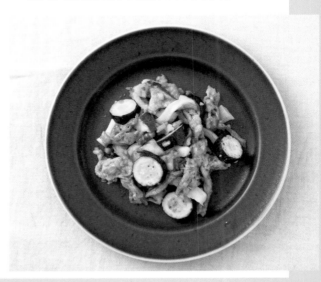

火 曜日

鶏肉とズッキーニの
チーズ焼き

トマトとチーズの相性のよさは言わずもがな、ヘルシーな鶏肉とズッキーニが食べ応え抜群の主菜に。食べる前に焼き上げることで、香ばしさととろけるチーズを満喫できます。

→ P.53

副菜： にんじんとエリンギのきんぴら
→ P.51

スープ： あおさのみそ汁 → P.14

主食：   約**651**kcal ＋主食

玄米 or いも or 豆腐

食べ方：

直火OKの耐熱皿に入れ、レンジ（600W）で3〜4分加熱する。トマトを並べ、ピザ用チーズをのせてトースターでチーズに焼き目がつくまで焼く。

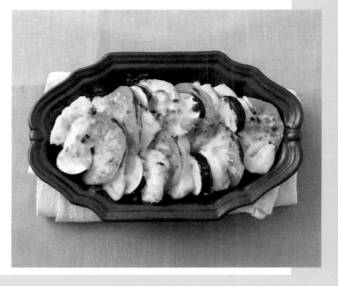

水 曜日

豚肉の甘辛煮

→ P.52

くたくたに煮えた玉ねぎと豚肉のうまみを、てんさい糖のやさしい甘さが引き立てます。具沢山スープはすっきりとしたしょうが風味にすると、味のメリハリがついて◎

スープ： 具沢山スープ（しょうがスープ）
→ P.13

主食：
玄米 or いも or 豆腐

約 **411** kcal ＋主食

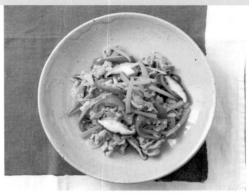

食べ方： 保存容器のまま、レンジ（600W）で3〜4分温める。温め足りない場合は、1〜2分追加で加熱する。

木 曜日

豚肉のプルコギ風

→ P.52

ピリ辛が大好きな私のイチオシの一皿。野菜のシャキシャキとした歯ごたえも楽しいです。主菜がしっかりめの味つけなので、汁物はあっさりとしたわかめスープがよく合います。

スープ： わかめスープ
→ P.14

主食：
玄米 or いも or 豆腐

約 **417** kcal ＋主食

食べ方： 保存容器のまま、レンジ（600W）で3〜4分温める。温め足りない場合は、1〜2分追加で加熱する。

金 曜日

鶏そぼろのガパオ風

→ P.53

ガパオ風の少しスパイシーな味つけで、玄米ごはんはもちろん、煎り豆腐もすすみます。お好みで、目玉焼きを添えてください。

スープ： 切り干し大根スープ
→ P.15

主食：
玄米 or 豆腐

約 **631** kcal ＋主食

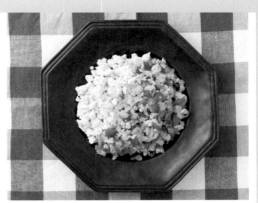

食べ方： 保存容器のまま、レンジ（600W）で3〜4分温める。温め足りない場合は、1〜2分追加で加熱する。玄米ごはんか煎り豆腐（P.17）にかける。

8月 ヘルシー＆さっぱりレシピで 夏バテ解消

暑い日が続き夏バテ気味になってくるこの頃。食欲がないからと食事をおろそかにすると、栄養不足でメンタルが不安定になったり、体調を崩したりしてしまいます。夏はヘルシーな豚しゃぶと蒸し鶏を主役にして、野菜もたっぷり食べられるレシピをそろえました。

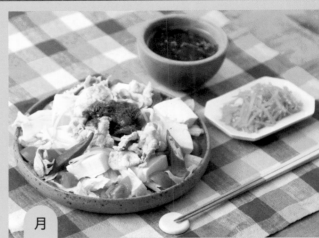

月

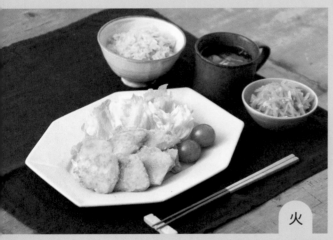

火

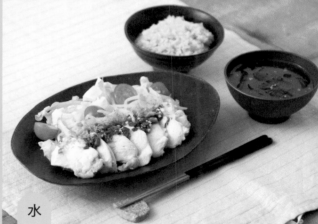

水

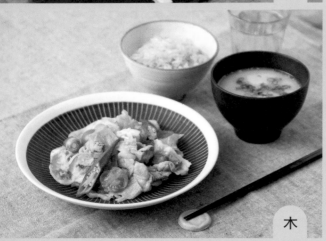

木

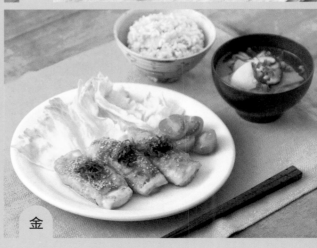

金

AUGUST
SHOPPING LIST

お買い物リスト

☐ 鶏むね肉	………	400g
☐ 豚こま切れ肉	………	300g
☐ **オクラ**☆	………	1袋（6本）
☐ もやし	………	1袋（200g）
☐ **レタス**☆	………	1玉
☐ **ミニトマト**☆	………	1パック（10個）
☐ にんじん	………	1本
☐ ツナの水煮缶	………	1缶
☐ 大葉	………	1袋（8枚）
☐ 絹豆腐	………	1丁（300g）

その他の使うもの

☐ 白いりごま … 小さじ2　　☐ カツオ節 … ひとつまみ
☐ 梅干し … 2個　　☐ 片栗粉 … 小さじ3

☆ 今月の注目食材

オクラ

ネバネバの正体は、ガラクタンやペクチンという食物繊維。やせにくさにつながる血糖値の急上昇を抑えたり、便秘を予防したりする効果が期待できます。

レタス

95％が水分でできているため、渇きがちな夏の体にうれしい野菜。芯の大きさが10円玉程度で、切り口が白いものが新鮮でおいしいレタスの証です。

ミニトマト

大玉のトマトよりもビタミンCやβ-カロテンが豊富。ヘタが濃い緑色で、表面にハリがあってつややかなものを選びましょう。

使う調味料

● 酒　　　　　　　● にんにくチューブ　● 胡椒　　　　● ごま油
● 醤油　　　　　　● 鶏ガラスープの素　● ぽん酢　　　● みりん
● しょうがチューブ　● 塩　　　　　　　　● 顆粒和風だし　● みそ

レタス

洗ってよく水を切り、食べやすい大きさにちぎって、キッチンペーパーを敷いた保存容器に入れて冷蔵する。

ミニトマト

洗ってヘタをとり、よく水を切ってキッチンペーパーを敷いた保存容器に入れて冷蔵する。

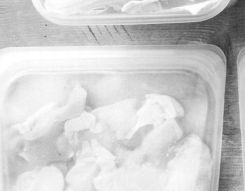

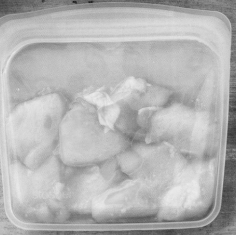

鶏むね肉

一口サイズにそぎ切りし、200gは酒大さじ1をもみこんで冷凍（下味1）、残りはにんにくチューブとしょうがチューブ各3cm、醤油小さじ2、酒小さじ2、塩・胡椒を少々入れて、よくもみこんで冷凍する（下味2）。

オクラ

まな板の上にのせて塩小さじ1
を振りかけ、板ずりして水で洗い、
保存容器に入れて冷凍する。

にんじんとツナの
ナムル

副菜
→ P.60

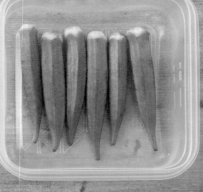
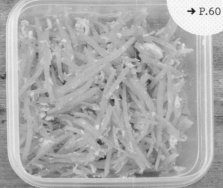

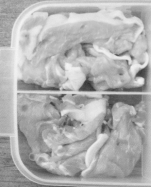
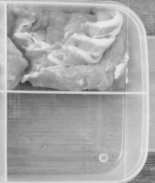

豚こま切れ肉

100gずつ小分けにして保
存容器に入れて冷凍する。

SUB
recipe

にんじんとツナのナムルをつくる

【 材 料 】（つくりやすい分量）

にんじん ⋯⋯ 1本

水 ⋯⋯ 10㎖

ツナの水煮缶 ⋯⋯ 1缶

白いりごま ⋯⋯ 小さじ1

調味料

醤油 ⋯⋯ 小さじ1

ごま油 ⋯⋯ 小さじ1

鶏ガラスープの素 ⋯⋯ 小さじ1/2

【 つくり方 】

1. 耐熱容器に細切りにしたにんじんと水を入れ、レンジ（600W）で1分半加熱する。

2. 1.に調味料、汁を捨てたツナの水煮缶、白いりごまを混ぜ合わせて完成。

MESSAGE *from ayahare*

レタスなどの野菜の水気を切るときは、サラダスピナーが便利です。キッチンペーパーを使うよりもしっかりと水が切れて、パリッとした食感のまま保存できます。また、野菜を炒める前にサラダスピナーで水切りすると、水気による油はねも防げて◎。手放せないキッチングッズです。

月 曜日

主菜: 梅しそ豚しゃぶ

副菜: にんじんとツナのナムル → P.60　　**スープ:** わかめスープ → P.14

主食: 豆腐

1食 約 **671** kcal

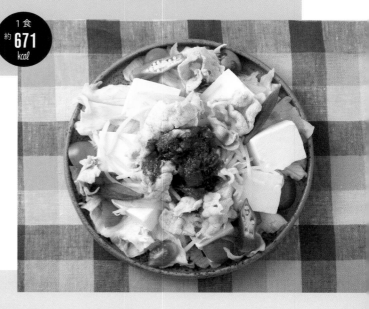

茹でて余分な脂を落とした豚肉を、梅と大葉の風味豊かなたれでいただくさっぱりレシピ。豚肉を茹でた後のお湯に野菜も入れれば、うまみアップと時短の一石二鳥です。茹で汁はたれの仕上げにも使うので、最後まで残しておいてくださいね。

【 材料 】（1人分）

レタス ···· 2枚	豚こま切れ肉 ···· 100g	調味料
ミニトマト ···· 2個	オクラ ···· 2本	ぽん酢 ···· 大さじ2
絹豆腐 ···· 200g	もやし ···· 1/2袋	A 顆粒和風だし ···· 小さじ1
大葉 ···· 2枚	水 ···· 1ℓ	酒 ···· 大さじ2
梅干し ···· 2個		

【 つくり方 】

1. レタス、ミニトマトは先にお皿に盛りつけ、豆腐は好きな大きさに切って、クッキングペーパーで包む。大葉は千切り、梅は細かく刻み、ぽん酢と混ぜ合わせたれをつくっておく。

2. 鍋に水とAを入れて軽く混ぜたら、火をつける前に豚こま切れ肉を入れて、ほぐしてから中火にかける。肉に火が通ったら火を消し、一旦ザルにあげる。アクを簡単にとり除いたら、茹で汁大さじ1をたれに加えて混ぜる。

3. 火をつけて再度沸騰させ、オクラともやしを1分茹でる。ザルにあげてサッとアクを洗い落としたら、オクラは半分にカットする。お皿に全ての具材を盛りつけて、たれをかけたら完成。

火 曜日

主菜： 鶏むね肉の唐揚げ風

副菜： にんじんとツナのナムル → P.60　　**スープ：** 切り干し大根スープ → P.15

主食：

玄米 or いも or 豆腐

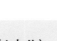 約 **648** kcal ＋主食

ダイエット中に唐揚げなんて大丈夫？
って思いますよね。安心してくださ
い。衣を薄くして少ない油で揚げ焼
きにするので、罪深い印象とはうら
はらにカロリー控えめ。食感も軽く、
夏バテ気味でもペロリといけるおい
しさです。

【 材料 】（1人分）

レタス ⋯ 2枚
ミニトマト ⋯ 2個
鶏むね肉（下味2）⋯ 200g
片栗粉 ⋯ 小さじ2

【 つくり方 】

1. レタス、ミニトマトは先にお皿に盛りつけておく。

2. フライパンにオリーブオイル大さじ1（分量外）をひき、鶏むね肉に片栗粉を薄くまぶ
　　して中火で揚げ焼きにする。

3. 両面に焼き色がついたら、キッチンペーパーにとり出して油を切り、お皿に盛って完成。

63

水 曜日

主菜： 蒸し鶏とオクラだれ

スープ： わかめスープ → P.14

主食： 玄米 **or** いも **or** 豆腐

約 **559** kcal ＋主食

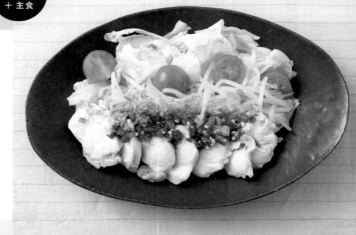

オクラのネバネバを存分に楽しめる
オクラだれは、下味効果でしっとり
仕上がった蒸し鶏と相性抜群です。
汁物はわかめスープを組み合わせ
て、より食物繊維豊富な献立に。
冷たいもののとりすぎで弱った胃腸
をいたわります。

【 材料 】（1人分）

レタス …… 2枚
ミニトマト …… 2個
もやし …… 1/2袋
オクラ …… 2本
鶏むね肉（下味1）…… 200g
カツオ節 …… ひとつまみ

調味料
醤油 …… 小さじ2
ごま油 …… 小さじ2
しょうがチューブ …… 1cm

【 つくり方 】

1. レタス、ミニトマトは先にお皿に盛りつけておく。もやしは水洗いしてレンジ（600W）で1分半加熱し、お皿に盛りつける。オクラは軽く水にくぐらせ、レンジ（600W）で1分加熱する。

2. 耐熱皿に鶏むね肉をできるだけ重ならないように入れて軽くラップをし、レンジ（600W）で3分加熱する。ラップをしたまま4分ほど放置して余熱で火を通す。

3. 細かく刻んだオクラと調味料を混ぜ合わせてたれをつくる。鶏むね肉をお皿に盛り、たれをかけてカツオ節をのせて完成。

木 曜日

主菜: 豚肉とレタスのシャキシャキ炒め

スープ: 柚子胡椒の卵スープ → P.15

主食: or or

玄米 or いも or 豆腐

約 **445** kcal ＋主食

生食のイメージが強いレタスですが、加熱してもおいしいんです。ただ、火を通しすぎるとシャキシャキ感がなくなるので、最後にサッと炒め合わせるのがポイント。オクラやトマトも相まって、色鮮やかで食感の楽しい一皿になっています。

【 材料 】（1人分）

オクラ ···· 2本
ミニトマト ···· 2個
レタス ···· 1/4個
豚こま切れ肉 ···· 100g

調味料

酒 ···· 小さじ2
鶏ガラスープの素 ···· 小さじ1
にんにくチューブ・しょうがチューブ ···· 各2cm
塩・胡椒 ···· 少々

【 つくり方 】

1. オクラは半分に斜め切りし、ミニトマトも半分にカットする。調味料をよく混ぜ合わせ、たれをつくっておく。

2. フライパンにごま油小さじ1（分量外）をひき、中火で豚こま切れ肉を焼く。火が通ったらオクラとミニトマトを入れ、たれを加えて軽く炒める。

3. 最後にレタスを加えてさっと炒めたら完成。

金 曜日

主菜： 豆腐と大葉のみそだれ肉巻き

スープ： 具沢山スープ（しょうがスープ） → P.13

主食：
玄米 **or** いも **or** 豆腐

約 **549** kcal ＋主食

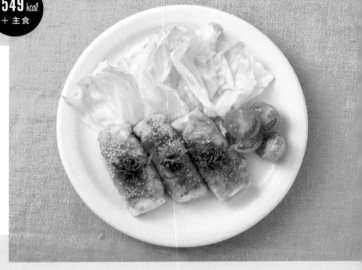

豚こま切れ肉で豆腐を巻いてかさ増ししして、ヘルシー＆食べ応えバッチリの主菜に。野菜の少ないレシピなので、具沢山スープでビタミンと食物繊維を補います。しょうがの風味が肉巻きの甘辛い味つけと相性抜群。白いりごまの食感もポイントです。

【 材料 】（1人分）

レタス …… 2枚	片栗粉 …… 小さじ1
ミニトマト …… 2個	白いりごま …… 小さじ1
豚こま切れ肉 …… 100g	
大葉 …… 6枚	
絹豆腐 …… 100g	

調味料
塩・胡椒 …… 少々
A みそ …… 小さじ2
　 醤油 …… 小さじ2
　 みりん …… 小さじ2

【 つくり方 】

1. レタス、ミニトマトは先にお皿に盛りつけておく。豚こま切れ肉を広げて、大葉→1cm幅に切った豆腐の順番に巻く。塩・胡椒をして片栗粉をまんべんなく薄くまぶす。Aを混ぜてたれをつくる。

2. フライパンにごま油小さじ1（分量外）をひき、肉巻きを中火で焼く。両面に焼き目がついたら、たれを加えて少し煮詰めながら絡める。

3. 最後に白いりごまをまぶして完成。大葉が余ったら、細切りにしてのせると彩りUP。

豆腐は平らに
切ると巻きやすい！

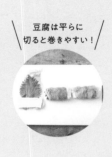

9 月　旬の魚料理で 食欲の秋を制する！

さまざまな食材が旬を迎える秋は、ダイエッターにとって誘惑の多い季節。そんなときに積極的にとりたいのが、高たんぱくで脂肪燃焼を促進するDHA・EPAが豊富な"魚"です。脂がのった秋の魚を、いろんな味つけでヘルシーにおいしく味わいましょう！

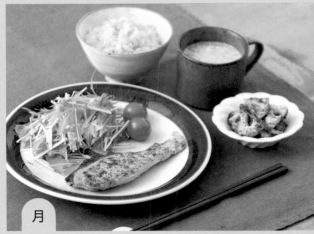
月

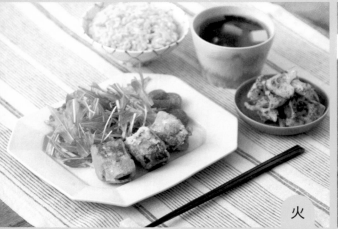
火

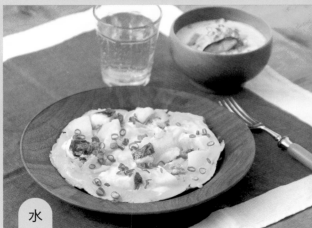
水

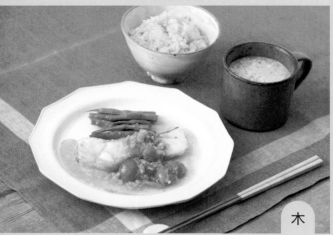
木

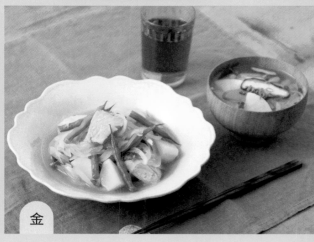
金

SEPTEMBER
SHOPPING LIST

お買い物リスト

☐	**サケ** ☆	………	2 切れ
☐	**タラ** ☆	……	2 切れ
☐	サバの水煮缶	………	1 缶
☐	じゃがいも	………	2 個
☐	玉ねぎ	………	1 個
☐	さやいんげん	……	1 袋（100g）
☐	**レンコン** ☆	………	1 節（200g）
☐	水菜	………	1 袋（100g）
☐	ミニトマト	………	1 パック（10個）

その他の使うもの

☐	青のり	………	大さじ 1
☐	卵	………	2 個
☐	にんにく	………	1 かけ
☐	鷹の爪	………	1/2 本
☐	刻みねぎ	………	→ P.12
☐	片栗粉	………	小さじ 1

☆ 今月の注目食材

サケ

食卓になじみが深いサケですが、この時期にとれるものは"秋鮭"と言い特に人気があります。さっぱりとした味わいで、ギー（バター）など油を使った料理との相性がいいです。

タラ

一年中スーパーに並びますが、秋から冬が旬と言われています。魚の中でも脂質が少なく、たんぱく質が多いのでダイエットにぴったり。クセのない味で幅広い料理で活躍します。

レンコン

9〜10月に多く流通する"新レンコン"は、みずみずしくシャキシャキとした食感で、味はあっさりとしています。ずっしりと重みがあり、穴の中がきれいなものを選びましょう。

使う調味料

● 酒	● 胡椒	● しょうがチューブ	● てんさい糖
● 鶏ガラスープの素	● マヨネーズ	● ギー（バター）	
● 醤油	● 粒マスタード	● 顆粒和風だし	
● 塩	● レモン果汁	● みりん	

水菜

4cm幅のざく切りにし、よく水気を切ったらキッチンペーパーに包んで保存容器に入れて冷蔵する。

さやいんげん

半分に切る。筋が気になる場合は、ヘタを折って腹側にゆっくり引いてとる。逆の端も折って同様に背側の筋をとる。保存容器に入れて冷凍する。

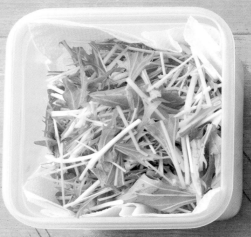 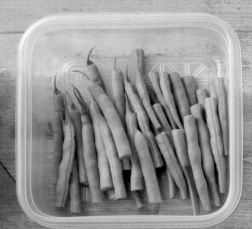

タラ

キッチンペーパーで水分を拭きとり、1切れずつラップで包んで冷凍する。

サケ

キッチンペーパーで水分を拭きとり、1切れずつラップで包んで冷凍する。

ミニトマト

ヘタをとってよく洗い、キッチンペーパーで
水気を拭きとる。保存容器にキッチンペー
パーを敷き、ミニトマトを並べて冷蔵する。

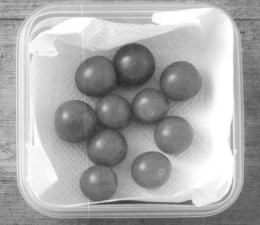

レンコンの青のり和え

副菜
→ P.70

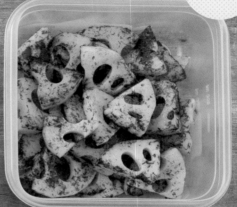

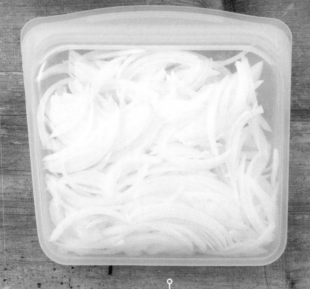

玉ねぎ

スライスして保存袋に入れて
冷凍する。

SUB *recipe*

レンコンの青のり和えをつくる

【 材料 】（つくりやすい量）

レンコン …… 1節（200g）
青のり …… 大さじ1

調味料

酒 …… 小さじ1
鶏ガラスープの素 …… 小さじ1
醤油 …… 小さじ1/2

【 つくり方 】

1. いちょう切りにしたレンコンを耐熱皿に入れてラップをし、レンジ（600W）で1分半加熱する。

2. フライパンにごま油小さじ1（分量外）を入れ、中火で軽く炒める。

3. 調味料を加えて少し煮詰めながら絡め、火を止めてから青のりを加えて混ぜたら完成。

MESSAGE *from ayahare*

レンコンはビタミンCや食物繊維が豊富で、煮ても焼いても炒めてもおいしい万能野菜です。スーパーで安く売っているときに多めに買って冷凍しておくと、もう一品欲しいときに役立ちます。冷凍するときのポイントは、使いやすい形に切ってから酢水（水2カップ：酢小さじ1）にさらすこと。こうすることで、アクがとれて酸化による黒ズミも防げます。その後、水気をしっかり拭きとり、ラップや保存袋でなるべく密閉して冷凍庫へ。1カ月ほどは食感をキープできます。調理前に常温で3分ほど解凍してくださいね。

用途が未定なら縦半分に大きくカット。煮物やソテーなら1cm幅の輪切りが便利！

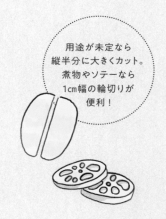

月 曜日

主菜： サケの粒マスタードマヨ焼き

副菜： レンコンの青のり和え → P.70　　**スープ：** 卵スープ → P.15

主食： 玄米 or いも or 豆腐

約**362**kcal +主食

サケを焼いてソースをのせるだけの
シンプルなレシピ。さっぱりとしたサ
ケに、マヨネーズのコクと粒マスター
ドのアクセントが絶妙にマッチします。
レンコンの副菜で食物繊維をプラス
して、汁物はやさしい味の卵スープ
がオススメです。

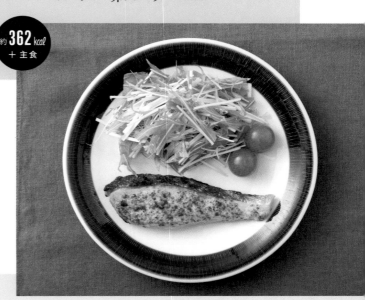

【 材料 】（1人分）

サケ …… 1切れ
水菜 …… 50g
ミニトマト …… 2個

調味料

塩・胡椒 …… 少々
A マヨネーズ …… 大さじ1
　粒マスタード …… 大さじ1
　レモン果汁 …… 小さじ1/2

【 つくり方 】

1. サケの両面に塩・胡椒をして、魚焼きグリルで焼く。
　Aをよく混ぜてソースをつくっておく。

2. サケの両面に焼き目がついたら、ソースをのせてさらに30秒ほど加熱する。

3. お皿にサケを盛りつけ、水菜とミニトマトを添えたら完成。

火曜日

主菜: サバの竜田揚げ

副菜: レンコンの青のり和え → P.70　　**スープ:** 豆腐と海苔のスープ → P.14

主食:
玄米 or いも or 豆腐

約 **621** kcal
＋主食

サバの水煮缶を使った、骨の処理
も下味も不要の簡単竜田揚げです。
サバの身は崩れやすいので、なるべ
く丁寧に作業するのがポイント。細
かくなってしまった分は、ぎゅっと固
めて大きな塊にして揚げると無駄が
ありません。

【 材料 】（1人分）

サバの水煮缶 ⋯⋯ 1缶
片栗粉 ⋯⋯ 小さじ1
水菜 ⋯⋯ 50g
ミニトマト ⋯⋯ 2個

調味料
醤油 ⋯⋯ 小さじ2
酒 ⋯⋯ 小さじ2
しょうがチューブ ⋯⋯ 3cm

【 つくり方 】

1. サバの水煮缶の汁を捨ててボウルに入れ、大きな塊は一口サイズになるように割る。
調味料をボウルに入れ、サバが崩れないようにやさしく混ぜる。1つずつ片栗粉を
薄くまぶす。

2. フライパンにオリーブオイル大さじ1（分量外）をひき、サバを中火で揚げ焼きにする。

3. お皿にサバの竜田揚げを盛りつけ、水菜とミニトマトを添えたら完成。

水 曜日

主菜: タラのオムレツ

....

スープ: 具沢山スープ（豆乳みそスープ） → P.13

主食:
いも

約 **525** kcal 1食

タラと野菜を、ふわふわの卵でとじた具沢山なオムレツ。淡泊なタラにまろやかなギーと卵の風味がよく合います。汁物はクリーミーな豆乳みそスープがぴったり。この献立では、玄米のかわりに主菜に含まれるじゃがいもが主食です。

【 材料 】（1人分）

タラ …… 1切れ

じゃがいも …… 1個

卵 …… 2個

玉ねぎ …… 1/2個

刻みねぎ …… 適量

調味料

塩・胡椒 …… 少々

A 醤油 …… 小さじ1
　胡椒 …… 適量

【 つくり方 】

1. タラは大きな骨だけとり除き、塩・胡椒をして一口サイズに切る。じゃがいもは水洗いしてキッチンペーパーで包み、水で濡らしてぎゅっと絞った状態でラップに包む。耐熱皿に入れて、レンジ（600W）で3分加熱する。ラップとキッチンペーパーを剥がし、皮をむいて芽をとったら一口サイズに切る。卵を溶いておく。

2. フライパンに分量外のギー（バター）小さじ2を溶かして、玉ねぎを中火で炒める。しんなりしてきたらタラを入れて、両面に焼き色をつける。じゃがいもを加えて**A**を絡める。

3. 卵を流し入れ、蓋をして1分待ったらお皿に盛りつけ、刻みねぎをのせたら完成。

木曜日

主菜： タラのソテー ミニトマトソース

スープ： 卵スープ → P.15

主食： or or
玄米 or いも or 豆腐

約 **237** kcal ＋主食

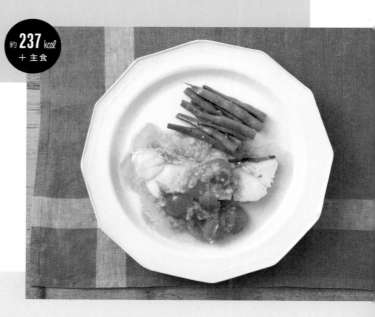

塩・胡椒のみのシンプルな味つけで、素材のうまみを感じるレシピ。にんにくと鷹の爪をじっくり加熱して、香りをオリーブオイルに移すのがポイントです。ミニトマトは潰してソースにしますが、ある程度形が残ったままでもおいしいのでほどほどでOK。

【 材料 】（1人分）

さやいんげん …… 50g
ミニトマト …… 4個
タラ …… 1切れ

にんにく …… 1かけ
鷹の爪 …… 1/2本

調味料
塩・胡椒 …… 少々

【 つくり方 】

1. ミニトマトは半分に切り、タラは塩・胡椒で下味をつける。にんにくはみじん切りに、辛いものが好きな方は鷹の爪の輪切りを用意する。

2. フライパンにオリーブオイルを大さじ1（分量外）、にんにく、鷹の爪を入れて弱火で加熱し、香りが出たらタラを入れて中火にし、両面に焼き目をつける。

3. 弱火にしてミニトマトとさやいんげんを加える。ミニトマトはやわらかくなったら軽く押して潰す。お皿にタラを盛りつけ、ミニトマトソースをかけてさやいんげんを添えたら完成。

ミニトマトは形が残る程度でOK

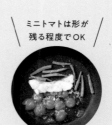

金 曜日

主菜：サケじゃが

スープ：具沢山スープ（みそ汁）→ P.13

主食： いも

1食
約 **370**
kcal

肉じゃがもいいけど、秋はサケじゃががオススメ。じゃがいもはレンジで加熱、玉ねぎは薄切りなので、短い煮こみ時間でもおいしくできます。この献立では、玄米のかわりに主菜に含まれるじゃがいもが主食です。

【 材料 】（1人分）

じゃがいも …… 1個
さやいんげん …… 50g
玉ねぎ …… 1/2個
サケ …… 1切れ
水 …… 150ml

調味料

顆粒和風だし …… 小さじ 1/2
醤油 …… 大さじ 1
みりん …… 大さじ 1
酒 …… 大さじ 1
てんさい糖 …… 小さじ 1

【 つくり方 】

1. じゃがいもを水洗いして、キッチンペーパーで包み、水で濡らしてぎゅっと絞った状態でラップに包む。耐熱皿に入れて、レンジ（600W）で3分加熱する。ラップとキッチンペーパーを剥がし、皮をむいて芽をとったら一口サイズに切る。

2. サケは一口サイズに切る。

3. フライパンにすべての具材と水、調味料を入れて中火で煮立たせる。煮立ったら弱火にして落とし蓋をし、5～8分煮こんだら完成。

＼ 5分でできる ／

【 ダイエット朝ごはん 】

忙しい朝にうれしい、5分で簡単につくれる朝食レシピを紹介します。
私は効率よくやせるために、毎日しっかりと朝食をとるようになりました。
その理由は以下の3つです。

朝食を食べる3つの理由

1.

高たんぱくメニューで
1日の摂取カロリーを抑える

たんぱく質豊富な朝食をとると、その日1日の摂取カロリーを抑えられるという
研究データがあります。実際に朝食を食べるようになって、間食の頻度が減
りました。我慢するのではなく、食べたい気持ちが自然と抑えられます。

2.

昼食のドカ食いを防ぐ

朝食を抜くと、つい昼食を食べすぎて血糖値が急上昇。必要以上にとった脂
質や糖質が脂肪に変わりやすくなります。さらに、食後血糖値の急下降で強
烈な睡魔に襲われることも……。1日を充実させるためにも朝食は欠かせません。

3.

腸を動かしてお通じを促す

腸内環境が乱れて腸に老廃物を抱えたままの状態が続くと、ダイエットに効
果的な栄養をとってもうまく吸収されなくなってしまいます。朝食をきちんとと
って腸を目覚めさせ、毎日気持ちのいいお通じを促すことが大切です。

その日の気分や体調に合わせて
好きなメニューを選んでください！

COLUMN

玄米丼ぶり

焼鳥缶で簡単
親子丼

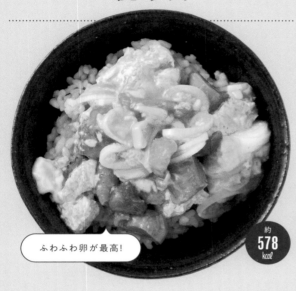

ふわふわ卵が最高!

約 **578** kcal

【 材料 】(1人分)

長ねぎ …… 適量　　　　玄米ごはん …… 100g
卵 …… 1個　　　　　　水 …… 大さじ2
焼鳥の缶詰(たれ味)
…… 1缶

調味料　めんつゆ …… 大さじ1

【 つくり方 】

1. 耐熱皿に水、めんつゆ、輪切りにした長ねぎ、溶いた卵を入れる。

2. 軽くラップし、レンジ(600W)で1分加熱したら一旦とり出し、焼鳥の缶詰を入れて軽く混ぜる。

3. もう一度レンジ(600W)で1分温めたら、玄米ごはんの上にのせて完成。

手軽に魚がとれる
サバみそ煮丼

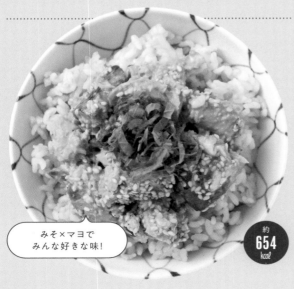

みそ×マヨで
みんな好きな味!

約 **654** kcal

【 材料 】(1人分)

大葉 …… 1枚
サバのみそ煮缶 …… 1/2缶
玄米ごはん …… 100g
白ごま …… 大さじ1

調味料　マヨネーズ …… 小さじ1

【 つくり方 】

1. 大葉は細かくちぎっておく。

2. サバのみそ煮缶の汁を捨て、白ごま、マヨネーズを加えてよく混ぜる。

3. 玄米ごはんの上に2.をのせて、大葉をちらしたら完成。

もち麦スープ

食物繊維たっぷり
梅とわかめのもち麦スープ

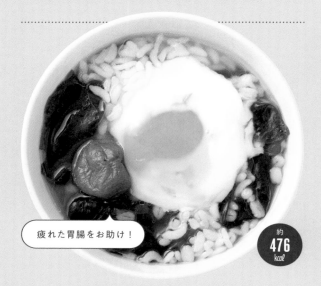

疲れた胃腸をお助け！

約 476 kcal

【 材料 】（1人分）

もち麦 …… 100g
乾燥わかめ …… 大さじ2
梅干し …… 1個
卵 …… 1個
水 …… 200㎖

調味料
醤油 …… 小さじ1
ごま油 …… 小さじ1
鶏ガラスープの素 …… 小さじ1/2

【 つくり方 】

1. 耐熱皿に水、もち麦、乾燥わかめ、調味料を入れてレンジ（600W）で2分加熱する。

2. 別の耐熱皿に卵を入れて黄身に爪楊枝を数カ所刺し、水を入れたらレンジ（600W）で30秒加熱する。

3. 1.に卵と梅干しをのせて完成。

お腹からあったまる
しょうがのもち麦スープ

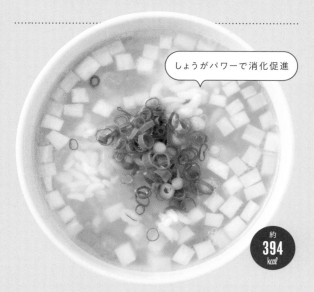

しょうがパワーで消化促進

約 394 kcal

【 材料 】（1人分）

大根 …… 50g　　　刻みねぎ …… 適量
にんじん …… 20g
もち麦 …… 100g
水 …… 200㎖

調味料
A 鶏ガラスープの素 …… 小さじ1
｜ しょうがチューブ …… 2cm
ごま油 …… 小さじ2（お好みで）

【 つくり方 】

1. 大根とにんじんをみじん切りにする。

2. 耐熱皿に1.ともち麦、水、Aを入れて混ぜ合わせ、レンジ（600W）で2分加熱する。

3. 刻みねぎをのせ、お好みでごま油を回しかけて完成。

ダイエットモチベの高い朝は

オートミール＆プロテイン

はちみつのやさしい甘み

オートミールパンケーキ

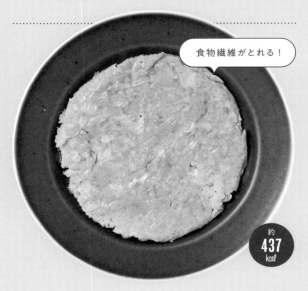

食物繊維がとれる！

約 **437** kcal

【 材料 】（1人分）
オートミール ···· 100g
卵 ···· 1個
無調整豆乳 ···· 100㎖

調味料
はちみつ ···· 大さじ1

【 つくり方 】

1. ボウルにオートミール、卵、無調整豆乳を入れてよく混ぜる。

2. 小さめのフライパンに分量外のギー（バター）小さじ1をひいて1.を流し入れ、蓋をして中火で3分加熱する。

3. 生地が固まったら、ひっくり返して火を消す。余熱で少し表面を1分ほど焼いたらお皿に盛って、はちみつをかけて完成。

パンケーキのおともにも！

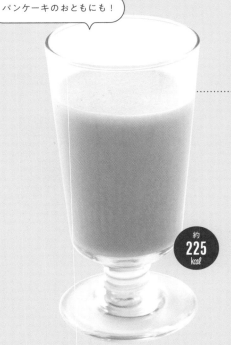

約 **225** kcal

ブレンダーで混ぜるだけ

ブルーベリースムージー

【 材料 】（1人分）
プロテイン（プレーン） ···· 30g
無調整豆乳 ···· 150㎖
冷凍ブルーベリー ···· 10粒

調味料
はちみつ ···· 大さじ1

【 つくり方 】

すべての材料をブレンダーに入れて、なめらかになるまで混ぜ合わせたら完成。

10月 食物繊維で腸内環境改善レシピ

実りの秋も本番。スーパーにはさつまいもやカボチャなど、この季節らしい彩りの野菜が並びます。朝晩と日中の気温差で自律神経が乱れ、不調を感じやすい時期。食物繊維が豊富な旬の根菜類をたっぷりとって腸内環境を整え、体の中からすっきりと健やかにすごしたいですね。

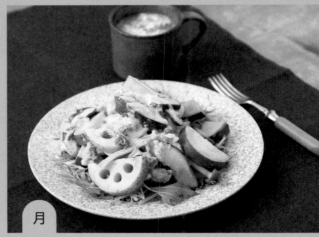

月

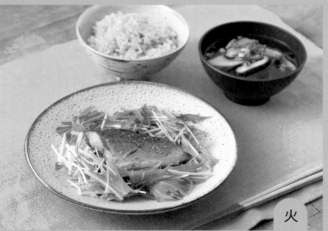

火

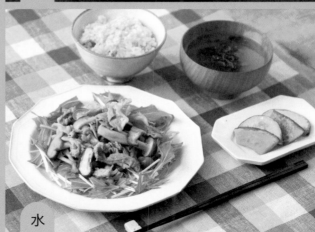

水

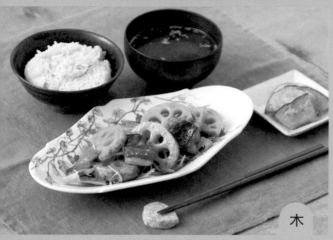

木

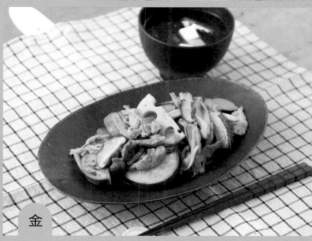

金

OCTOBER
SHOPPING LIST

お買い物リスト

☐ 豚こま切れ肉	………	300g
☐ **サバ** ☆	………	2切れ
☐ **さつまいも** ☆	………	1本（300g）
☐ **カボチャ** ☆	………	1/4個（300g）
☐ レンコン	………	1節（300g）
☐ 水菜	………	1袋（200g）
☐ しいたけ	………	5〜6個
☐ しめじ	………	1パック（100g）
☐ まいたけ	………	1パック（100g）

その他の使うもの

☐ 片栗粉	………	小さじ2

☆ 今月の注目食材

サバ

10〜11月頃にとれたものを"秋サバ"と言い、最も脂がのっていておいしいと言われています。定番の塩焼きやみそ煮はもちろん、秋野菜と一緒に炒めるのもオススメです。

さつまいも

10月頃に流通するさつまいもは、収穫から2カ月ほどの貯蔵期間を経て余分な水分が抜け、ぎゅっと甘みが濃縮されています。腹持ちがいいので、主食のかわりにしても◎。

カボチャ

甘くて見た目が鮮やかな上に、栄養価も高い優秀食材。抗酸化作用のあるビタミンと腸内環境を整える食物繊維が豊富で、風邪予防やメンタルケア、美肌にも効果的です。

使う調味料

● 塩	● 酢	● わさびチューブ	● みりん
● オリーブオイル	● レモン果汁	● 酒	● コチュジャン
● マヨネーズ	● 胡椒	● みそ	● てんさい糖
● にんにくチューブ	● 醤油	● しょうがチューブ	

月曜の主菜

秋野菜の温サラダ

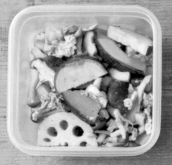

火曜の主菜

サバのみそ煮

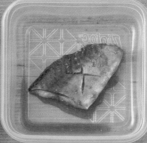
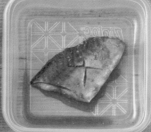

水曜の主菜

豚肉ときのこの
バター醤油炒め

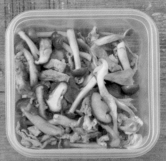

木曜の主菜

サバとレンコンの
ピリ辛炒め

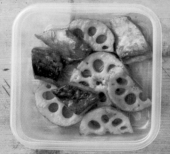

金曜の主菜

豚肉と秋野菜の
甘酢炒め

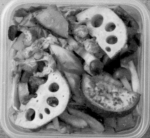

秋野菜のグリル

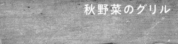

副菜
→ P.83

添え物

水菜

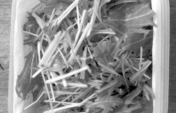

―――― つくる順番 ――――

副菜 → 月曜 → 水曜 → 金曜 → 木曜 → 火曜

の順につくっていきます。

豚肉のレシピを先につくり終えてから、魚のレシピにとりかかる流れです。フライパンが汚れにくいものからはじめて、最後を煮こみ料理にするのもポイント。調理中の洗い物をなるべくラクにしてテンポよく進め、煮こんでいる間に後片づけをするのが効率的です。

野菜の下準備をする

根菜蒸し

さつまいも、カボチャ、レンコンを1cm幅でスライスし、大きいものは半月切りにする。すべてをフライパンに入れて水100mlを加え、蓋をして中火で7分蒸す。さつまいもに爪楊枝がスッと通ったら火を止める。

ミックスきのこ

しめじは石づきを落として手でほぐし、小房に分ける。まいたけは手でほぐす。しいたけは石づきを落として軸と傘に分けて、それぞれスライスする。すべてをボウルに入れて混ぜ合わせておく。

水菜

4cm幅のざく切りにし、よく水気を切ったらキッチンペーパーで包んで保存容器に入れて冷蔵する。

SUB
recipe

秋野菜のグリルをつくる

【 材料 】（つくりやすい分量）

さつまいも ···· 100g
カボチャ ···· 100g

調味料
塩 ···· 少々

POINT

保存期限は冷蔵の場合3日間。冷凍の場合は2週間ほどを目安に食べきりましょう。1食分ずつ小分けするか、くっつかないように平らに並べておくと使いやすいです。

【 つくり方 】

1. フライパンにオリーブオイル大さじ1（分量外）をひき、さつまいもとカボチャを並べて表面を焼く。

2. 塩で味をつけたら完成。

⟨ ARRANGE ～スイーツアレンジ～ ⟩

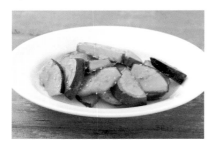

大学いも風の素朴な味わいでギルトフリー。ちょっと小腹が空いたときにオススメです。

【 つくり方 】

フライパンでみりん大さじ3を煮詰めて、とろみがついてきたら火を止め、秋野菜のグリル200gを絡める。白いりごまを加えて混ぜたら完成。

for MAIN 1 — 秋野菜の温サラダをつくる

【 材料 】（1人分）

ミックスきのこ ···· 100g　　カボチャ ···· 100g
豚こま切れ肉 ···· 100g　　レンコン ···· 100g
さつまいも ···· 100g　　水 ···· 100㎖

●にんにくマヨドレッシング
オリーブオイル ···· 大さじ1/2
マヨネーズ ···· 小さじ2
にんにくチューブ ···· 2cm

●イタリアンドレッシング
オリーブオイル ···· 大さじ1/2
酢 ···· 小さじ2
レモン果汁 ···· 少々
胡椒 ···· 少々

●わさびドレッシング
オリーブオイル ···· 大さじ1/2
醤油 ···· 大さじ1/2
わさびチューブ ···· 2cm

【 つくり方 】

1. フライパンにミックスきのこを入れて、上に豚こま切れ肉をのせたら水を入れて蓋をし、中火で3分蒸す。

2. 豚こま切れ肉に火が通ったら、さつまいも、カボチャ、レンコンと一緒に保存容器に入れて冷蔵する。

3. お好きなドレッシングの材料をすべて混ぜ合わせ、食べる直前にかける。

for MAIN 2 — 豚肉ときのこのバター醤油炒めをつくる

【 材料 】（1人分）

豚こま切れ肉 ···· 100g
ミックスきのこ ···· 100g

調味料
醤油 ···· 小さじ2
塩・胡椒 ···· 少々

【 つくり方 】

1. フライパンに分量外のギー（バター）小さじ1をひき、豚こま切れ肉を中火で炒める。

2. 豚こま切れ肉にだいたい火が通ったら、ミックスきのこを加えてしんなりするまで炒める。

3. 調味料を加えて混ぜる。保存容器に入れて冷凍する。

for **MAIN**
3

豚肉と秋野菜の甘酢炒めをつくる

【 材料 】（1人分）

豚こま切れ肉 ・・・・ 100g　　レンコン ・・・・ 100g
ミックスきのこ ・・・・ 100g　　水 ・・・・ 大さじ1
さつまいも ・・・・ 100g　　片栗粉 ・・・・ 小さじ1
カボチャ ・・・・ 100g

調味料

醤油 ・・・・ 大さじ1
酢 ・・・・ 大さじ1
てんさい糖 ・・・・ 小さじ1

【 つくり方 】

1. 調味料、水、片栗粉をよく混ぜ合わせてたれをつくっておく。

2. フライパンにオリーブオイル小さじ1（分量外）をひいて豚こま切れ肉を中火で炒め、だいたい火が通ったらミックスきのこを入れる。きのこがしんなりしてきたら、さつまいも、カボチャ、レンコンを加えてさらに炒める。

3. 弱火にしてたれを加えてよく絡める。保存容器に入れて冷凍する。

for **MAIN**
4

サバとレンコンのピリ辛炒めをつくる

【 材料 】（1人分）

サバ ・・・・ 1切れ
レンコン ・・・・ 100g
片栗粉 ・・・・ 小さじ1

調味料

醤油 ・・・・ 大さじ1
みりん ・・・・ 大さじ1
酒 ・・・・ 大さじ1
コチュジャン ・・・・ 小さじ1

【 つくり方 】

1. サバは斜めに包丁を入れて一口サイズに切り、大きな骨だけ抜いて片栗粉をまぶす。

2. フライパンにごま油小さじ1（分量外）をひいて、サバを両面に焼き目がつくまで中火で焼く。

3. 2.にレンコンを加えて軽く炒めたら、調味料を入れて全体に絡める。保存容器に入れて冷凍する。

for **MAIN**
5

サバのみそ煮をつくる

火が通り
やすくなる！

【 材料 】（1人分）

サバ ・・・・ 1切れ

調味料

酒 ・・・・ 大さじ3
醤油 ・・・・ 大さじ1
みそ ・・・・ 小さじ1
しょうがチューブ ・・・・ 5cm

【 つくり方 】

1. サバは皮に×の切り込みを入れ、大きな骨だけ抜いておく。

2. 小さめのフライパンに、サバと調味料を入れて中火で煮立たせる。

3. 煮立ったら蓋をして5分煮こむ。保存容器に入れて冷凍する。

月 曜日

秋野菜の温サラダ

秋野菜と豚肉をボリューム満点のサラダに。ドレッシングはお好みの味で手づくりするのがオススメ。この献立の主食は、玄米のかわりに主菜に含まれるさつまいもです。

→ P.84

スープ：　卵スープ
　　　　　→ P.15

主食：　
　　　　いも

1食 約 **821** kcal

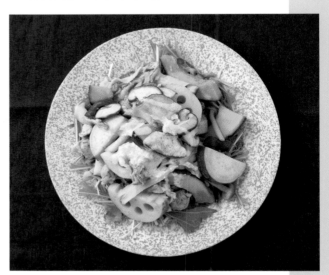

食べ方：
保存容器のまま、レンジ（600W）で1〜2分温める。温め足りない場合は、20秒ずつ追加で加熱する。お皿に水菜50gを敷き、その上にすべての具材を盛る。ドレッシング（P.84）をまんべんなくかける。

火 曜日

サバのみそ煮

定番のみそ煮も、秋サバでつくると一段とおいしいです。主菜に野菜が含まれていないので、すっきりとしたしょうが風味の具沢山スープと組み合わせましょう。

→ P.85

スープ：　具沢山スープ（しょうがスープ）
　　　　　→ P.13

主食：　 or or
　　　　玄米　 or 　いも　 or 　豆腐

約 **319** kcal ＋主食

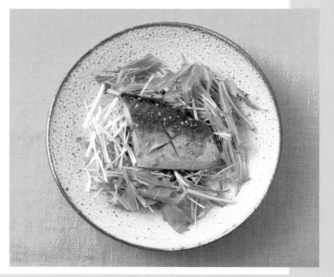

食べ方：
保存容器のまま、レンジ（600W）で3〜4分温める。温め足りない場合は、1〜2分追加で加熱する。お皿に水菜50gを敷いてその上に盛る。

水 曜日

豚肉ときのこの
バター醤油炒め

→ P.84

ギー（バター）と醤油がきのこにジュワッと染みこんで、ヘルシーだけど食べ応えバッチリ。副菜とスープはあっさり味で、メリハリを利かせるのがポイントです。

副菜： 秋野菜のグリル →P.83

スープ： あおさのみそ汁 →P.14

主食： or or 　

玄米　or　いも　or　豆腐

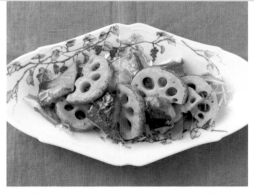

食べ方： 保存容器のまま、レンジ（600W）で3〜4分温める。温め足りない場合は、1〜2分追加で加熱する。お皿に水菜50gを敷いてその上に盛る。

木 曜日

サバとレンコンの
ピリ辛炒め

→ P.85

表面をカリッと焼いたサバとシャキシャキのレンコンで、満足感のある一皿。ピリ辛のたれが主食によく合います。汁物は鶏ガラベースのわかめスープがイチオシです。

副菜： 秋野菜のグリル →P.83

スープ： わかめスープ →P.14

主食： or or 　

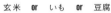

玄米　or　いも　or　豆腐

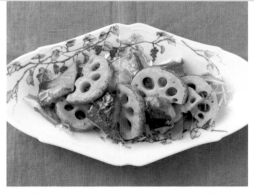

食べ方： 保存容器のまま、レンジ（600W）で3〜4分温める。温め足りない場合は、1〜2分追加で加熱する。お皿に水菜50gを敷いてその上に盛る。

金 曜日

豚肉と秋野菜の甘酢炒め

→ P.85

ゴロゴロと入った秋野菜と豚肉に、甘酢だれが絶妙にマッチ！ 野菜のやさしい甘みを、酸味が引き立てます。この献立の主食は、玄米のかわりに主菜に含まれるさつまいもです。

スープ： 豆腐と海苔のスープ
→ P.14

主食：

いも

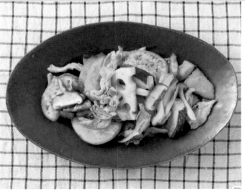

食べ方： 保存容器のまま、レンジ（600W）で3〜4分温める。温め足りない場合は、1〜2分追加で加熱する。

11月 大根と白菜の大量消費で免疫力アップ!

旬の大根と白菜は大きな塊で安く手に入りますが、1人分の料理で消費するのは難しいですよね。まとめてカットして日々の調理のハードルを下げて、新鮮なうちに食べきりましょう。大根や白菜には免疫力を高める効果があるので、風邪の季節にぴったりです。

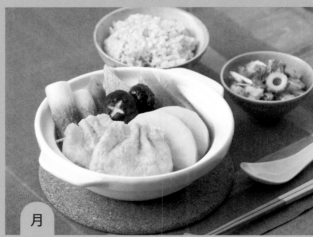

月

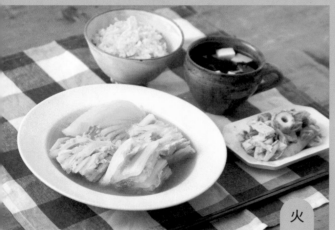

火

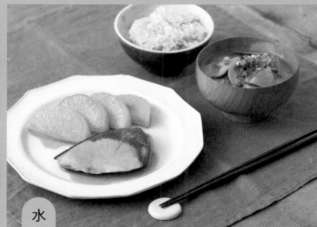

水

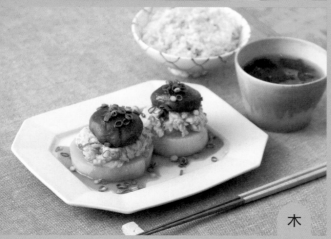

木

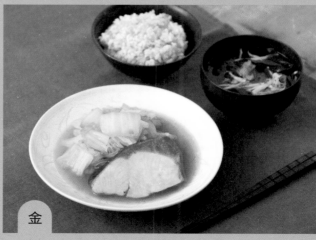

金

NOVEMBER
SHOPPING LIST

お買い物リスト		
☐ **大根** ☆	………	1/2 本 (600g)
☐ **白菜** ☆	………	1/4 個 (600g)
☐ 豚こま切れ肉	………	200g
☐ **ブリ** ☆	………	2 切れ
☐ しいたけ	………	4 個
☐ ちくわ	………	4 本
☐ 油揚げ	………	2 枚
☐ こんにゃく		1 袋 (200g)

その他の使うもの

☐ カツオ節	………	5g
☐ 片栗粉	………	小さじ 2 1/2
☐ 卵	………	2 個
☐ 刻みねぎ	………	→ P.12

☆ 今月の注目食材

大根

旬は秋から冬にかけて。みずみずしく甘みが増すので、サラダや大根おろしにして食べるのもオススメです。色が白く、硬くてハリがあるものを選びましょう。

白菜

秋冬の白菜は甘みが強く、味が濃いのが特徴。いろいろな料理に使えますが、特に煮こみ料理はかさが減るのでたっぷり食べられます。中心部の葉が黄色いものが甘いです。

ブリ

11月下旬頃から旬を迎えるブリは、脂がのっていて絶品。青魚の中でもトップクラスで栄養価が高く、コレステロールの代謝を促進するタウリンや、脂肪燃焼を助けるDHA・EPAも豊富です。

使う調味料

- ● 醤油
- ● 顆粒和風だし
- ● みりん
- ● しょうがチューブ
- ● 塩
- ● 胡椒
- ● 酒
- ● ぽん酢
- ● 柚子胡椒
- ● からし

大根

皮をむいて2cm幅に切り、保存袋に入れて冷蔵する。

ブリ

1切れずつキッチンペーパーで水気を拭きとり、ラップで包んで冷凍する。

豚こま切れ肉

100gずつ小分けにしてラップで包んで冷凍する。

しいたけ

石づきを落として傘と軸に分け、軸のみ
スライスして保存袋で冷蔵する。

白菜のおかか和え

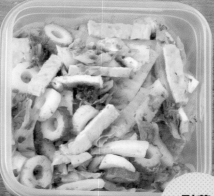

副菜
→ P.92

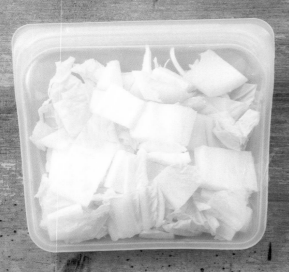

白菜

200gは1cm幅に切って副菜に使う。残りは縦半
分に切って1/2はそのままラップに包み、後はざく
切りにして保存袋に入れて冷蔵する。

白菜のおかか和えをつくる

【 材料 】（つくりやすい分量）

白菜（1cm幅）‥‥200g
ちくわ‥‥2本
油揚げ‥‥1枚
カツオ節‥‥5g

調味料
顆粒和風だし‥‥小さじ1
醤油‥‥小さじ1

【 つくり方 】

1. ちくわは輪切り、油揚げは縦半分に切って短冊切りにする。

2. 耐熱皿に白菜、ちくわ、油揚げを入れて、レンジ（600W）で3分加熱する。

3. 調味料とカツオ節を入れてよく混ぜ合わせたら完成。

POINT ごま油と白いりごまを加えるとより風味豊かに。お湯を注いでスープにしても
おいしいです。

MESSAGE *from ayahare*

大根の皮は、ビタミンCをはじめとする栄養素をたくさん含んでいるので、そのまま捨てたらもったいない！ 私はよく切り干し大根にして、煮物やスープの具材として活用しています。つくり方はとっても簡単。大根の皮をよく洗って水気を切り、できるだけ縦に長くなるように細切りにします。後は、ザルにのせて日当たりのいい場所で3日間干すだけ。カラカラに乾いて硬くなったら完成です。

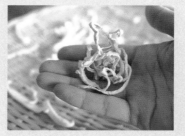

photo by ayahare

月 曜日

主菜・スープ：　**10分おでん**

副菜：　白菜のおかか和え → P.92

主食：　 　玄米 **or** いも **or** 豆腐

約 **525** kcal ＋主食

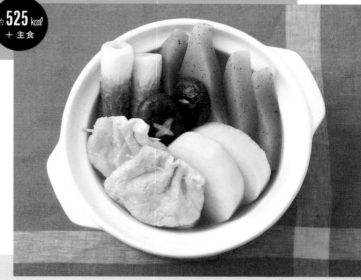

たった10分でやわらか大根のしみしみおでんができるなんて……！ 卵巾着をつくるときは、小さめの器に油揚げを広げて置いて卵を落とすと簡単にできます。油揚げは少し大きめのものを選ぶとつくりやすいです。

【 材料 】（1人分）

大根 …… 4cm	こんにゃく …… 1袋（200g）
しいたけ …… 2個	ちくわ …… 2本
油揚げ …… 1枚	水 …… 100㎖
卵 …… 2個	

調味料

A 水 …… 100㎖
　顆粒和風だし …… 小さじ1
　醤油 …… 大さじ1
　みりん …… 大さじ1
柚子胡椒、からし …… お好みで

【 つくり方 】

1. 耐熱皿に大根、しいたけ、**A** を入れてラップをし、レンジ（600W）で5分加熱する。

2. 卵巾着を2個つくる。油揚げを半分に切って、卵を割り入れたらつまようじで縫うように口を閉じる。

3. 小鍋に**1.**を汁ごと入れ、厚さを半分にしてから斜めに切ったこんにゃく、ちくわ、卵巾着、水を加えて中火で煮立たせる。弱火にして3分加熱したら完成。お好みで、柚子胡椒やからしを添える。

深めの器がやりやすい！

火 曜日

主菜： 豚肉と白菜の重ね蒸し

副菜： 白菜のおかか和え →P.92　　　　**スープ：** 豆腐と海苔のスープ →P.14

主食：

玄米 or いも or 豆腐

約 **478** kcal ＋主食

豚のうまみが白菜に染みこんで奥深い味わいに。層になった見た目も華やかで、気分が上がります。体の中から温まる、しょうがの風味もポイントです。汁物は、豆腐と海苔のスープを組み合わせるのがオススメ。

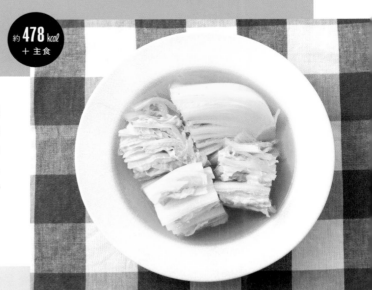

【 材料 】（1人分）

白菜（くし切り）…… 200g
豚こま切れ肉 …… 100g
水 …… 100㎖

調味料

顆粒和風だし …… 小さじ 1/2
醤油 …… 小さじ 1
しょうがチューブ …… 1〜2cm

【 つくり方 】

1. 白菜と豚こま切れ肉を交互に重ね、4等分に切る。

2. 鍋に水と調味料を入れて、軽く混ぜ合わせたら1.を入れる。

3. 蓋をして弱火で15分蒸し煮にしたら完成。

重ねてから切る！

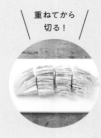

95

水 曜日

主菜: **ブリと大根の照り焼き**

スープ: 具沢山スープ（みそ汁）→ P.13

主食: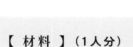

玄米 or いも or 豆腐

約**338**kcal ＋主食

大根はレンジで加熱しておくと、短い焼き時間でもやわらかく仕上がります。ブリは片栗粉をまぶして焼くことで身がパサつかず、たれにとろみがついて一石二鳥。片栗粉は糖質が高いので、つけすぎ注意です。

【 材料 】（1人分）

大根 ···· 4cm
水 ···· 50㎖
ブリ ···· 1切れ
片栗粉 ···· 小さじ1

調味料
塩・胡椒 ···· 少々
A 醤油 ···· 大さじ1
　　みりん ···· 大さじ1
　　酒 ···· 大さじ1

【 つくり方 】

1. 大根を半月切りにして耐熱皿に入れ、水を入れたらラップをしてレンジ（600W）で5分加熱する。ブリに塩を振り、5分放置したあと軽く洗ってキッチンペーパーで水気をとる。

2. ブリの両面に塩・胡椒をして、片栗粉をまんべんなくまぶす。フライパンにオリーブオイル小さじ1（分量外）をひいて、ブリと大根を並べて中火で焼く。

3. 両面に焼き目がついてブリに火が通ったら、**A**を入れて少し煮詰めたら完成。

木曜日

主菜: 大根と豚肉としいたけのフライパン蒸し

スープ: あおさのみそ汁 → P.14

主食: 玄米 **or** いも **or** 豆腐

約 **361** kcal ＋主食

大根と豚肉としいたけをハンバーガーのように重ねると、それぞれのうまみが合わさって絶品。ナイフとフォークで切り分けると食べやすいです。簡単だけど手がこんで見えるので気に入っています。

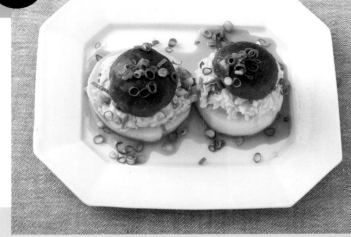

【 材料 】（1人分）

大根 ···· 4cm
しいたけ ···· 2個
豚こま切れ肉 ···· 100g

片栗粉 ···· 小さじ1
刻みねぎ ···· 適量
水 ···· 50㎖

[調味料]
顆粒和風だし ···· 小さじ1/2
しょうがチューブ ···· 2cm
ぽん酢 ···· 大さじ1

【 つくり方 】

1. 耐熱皿に大根と水、顆粒和風だしを加えてラップをして、レンジ（600W）で5分加熱する。

2. 豚こま切れ肉は粗いみじん切りにして、しょうがチューブ、片栗粉、しいたけの軸を入れて混ぜ合わせる。

3. フライパンに耐熱皿の煮汁ごと大根を入れ、大根、豚こま切れ肉、しいたけの傘の順に重ねる。豚こま切れ肉に火が通るまで中火で蓋をして5分ほど加熱する。お皿に盛り、ぽん酢と刻みねぎをかける。

金 曜日

主菜: ブリと白菜のしょうが煮

スープ: 切り干し大根スープ → P.15

主食:
玄米 **or** いも **or** 豆腐

約**301**kcal +主食

ブリの煮こみ料理と言えばブリ大根が定番ですが、白菜の方が火の通りが早く、味がよく絡みます。ブリのうまみと和風だし、しょうがの風味が染みこんだ白菜は、主役級のおいしさです。

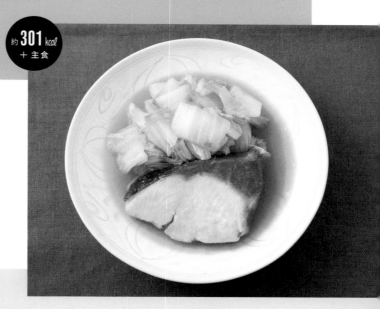

【 材料 】（1人分）

ブリ‥‥1切れ
白菜（ざく切り）‥‥200g
片栗粉‥‥小さじ1/2
水‥‥50mℓ

調味料
塩‥‥少々
A 顆粒和風だし‥‥小さじ1/2
　醤油‥‥大さじ1/2
　みりん‥‥大さじ1
　しょうがチューブ‥‥2cm

【 つくり方 】

1. ブリに塩を振り、5分放置したあと軽く洗ってキッチンペーパーで水気をとる。ブリの両面に片栗粉をうすくまぶす。

2. フライパンにごま油小さじ1（分量外）をひいて、ブリを両面に焼き目がつくまで中火で焼く。白菜を加えて蓋をして3分蒸す。

3. 2.に水と**A**を入れて蓋をし、5分煮こんだら完成。

12月 代謝を上げる 温活冷凍鍋レシピ

冬に食べたくなるものと言えば、やっぱり鍋。おいしいだけでなく、野菜がたっぷりとれるところも魅力的です。また、お腹の中から体を温めてくれるので、基礎代謝が上がって脂肪燃焼しやすくなる効果も期待できます。

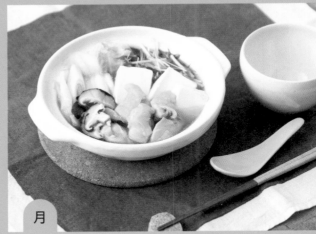

月

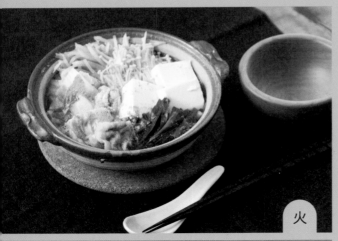

火

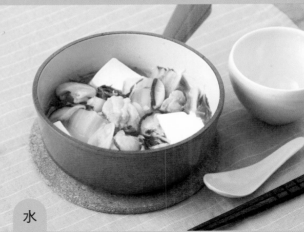

水

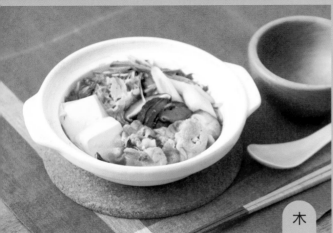

木

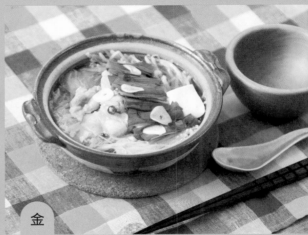

金

DECEMBER
SHOPPING LIST

お買い物リスト

- ☐ 鶏もも肉 ········ 450g
- ☐ 豚ロース肉 ········ 200g
- ☐ 白菜 ········ 1/2 個（1kg）
- ☐ **水菜** ☆ ········ 1袋（200g）
- ☐ **長ねぎ** ☆ ········ 1本
- ☐ ニラ ········ 1袋（100g）
- ☐ もやし ········ 1袋（200g）
- ☐ えのき ········ 2袋（200g）
- ☐ しいたけ ········ 6個
- ☐ 絹豆腐 ········ 2丁（600g）

その他の使うもの

- ☐ 白すりごま ········ 大さじ1
- ☐ 鷹の爪（輪切り） ········ ひとつまみ
- ☐ にんにく ········ 1かけ

☆ 今月の注目食材

水菜

年中スーパーに並びますが、冬が特においしいと言われています。クセのない味とシャキシャキの歯ごたえが特徴で、生でサラダにしても◎。鍋に入れると一緒に煮こむ肉や魚の臭みをとる効果があります。

長ねぎ

加熱すると甘みが増し、トロッとした食感に。殺菌効果や免疫力アップ、疲労回復などに効果があるので、風邪をひきやすい冬に積極的に食べたい野菜です。緑の部分も栄養豊富なので鍋でまるごといただきましょう。

使う調味料

- ● 酒
- ● しょうがチューブ
- ● にんにくチューブ
- ● 鶏ガラスープの素
- ● 醤油
- ● 塩
- ● 胡椒
- ● みりん
- ● 顆粒和風だし
- ● みそ
- ● ごま油

月曜の主菜

鍋セットA

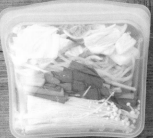

火曜の主菜

鍋セットB

水曜の主菜

鍋セットA

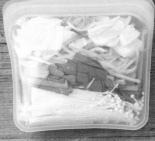

木曜の主菜

鍋セットA

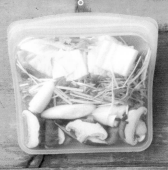

金曜の主菜

鍋セットB

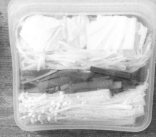

鍋セットに入りきらない分を、まとめて大きい保存袋に入れる。調理するときに、曜日ごとに均等に加えていく。

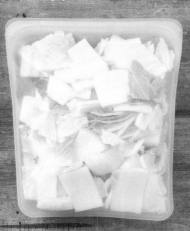

白菜

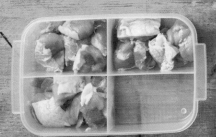

鶏もも肉

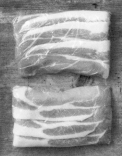

豚ロース肉

野菜の下準備をする

しいたけ	石づきを落として傘と軸に分けて、軸は細かく切る。
えのき	石づきを落として食べやすい大きさにほぐす。
水菜	5cm幅のざく切りにする。
長ねぎ	2cm幅の斜め切りにする。
ニラ	5cm幅のざく切りにする。
もやし	洗って水気をよく切る。
白菜	5cm幅のざく切りにする。

肉の下準備をする

鶏もも肉	豚ロース肉
一口サイズに切って、150gずつ小分けにして保存容器で冷凍する。	100gずつラップで包んで冷凍する。

POINT　普段のレシピは鶏むね肉を使うことが多いですが、鍋は炒め油を使わないので、うまみがたっぷり出る鶏もも肉がオススメです。

鍋セット A

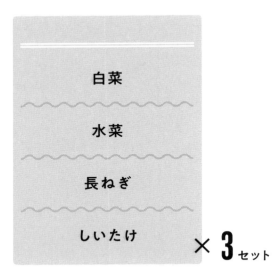

× **3** セット

【 材料 】（1セット）

しいたけ ···· 2個
長ねぎ ···· 1/3本
水菜 ···· 60〜70g
白菜 ···· 200g

【 つくり方 】

しいたけ → 長ねぎ → 水菜 → 白菜
の順に、保存袋に入れる。これを
3セットつくって冷凍する。

鍋セット B

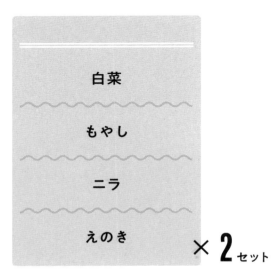

× **2** セット

【 材料 】（1セット）

えのき ···· 100g
ニラ ···· 50g
もやし ···· 100g
白菜 ···· 200g

【 つくり方 】

えのき → ニラ → もやし → 白菜の順
に、保存袋に入れる。これを2セット
つくって冷凍する。

WEEKDAY 平日の献立

月 曜日

主菜・スープ： 鶏塩鍋

主食：
豆腐

1食 約 **428** kcal

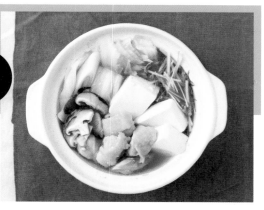

たっぷりの野菜と鶏もも肉のうまみを味わえる、シンプルな塩鍋。具材のだしが出たスープは、ほっとするおいしさです。

【 材料 】（1人分）

鍋セット A ···· 1セット
（しいたけ、長ねぎ、水菜、白菜）
鶏もも肉 ···· 150g
絹豆腐 ···· 100g
水 ···· 200㎖

調味料
酒 ···· 小さじ2
鶏ガラスープの素 ···· 小さじ1
醤油 ···· 小さじ1/2
塩 ···· 少々

【 つくり方 】

1. 鍋に水と調味料を入れて軽く混ぜる。

2. 凍ったままの鍋の具と鶏もも肉、一口サイズに切った豆腐を入れ、蓋をして中火で加熱する。すべての具に火が通ったら完成。

火 曜日

主菜・スープ： 豚みそごま鍋

主食：
豆腐

1食 約 **485** kcal

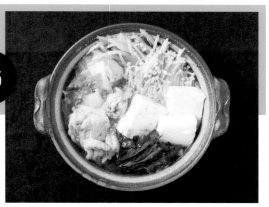

豚肉の甘みとみそ、香り豊かなごまが相性抜群！最後にお好みでごま油をたらすと風味がアップします！

【 材料 】（1人分）

鍋セット B ···· 1セット
（えのき、ニラ、もやし、白菜）
豚ロース肉 ···· 100g
絹豆腐 ···· 150g
水 ···· 200㎖

調味料
酒 ···· 小さじ2
みそ ···· 大さじ1/2
白すりごま ···· 大さじ1

【 つくり方 】

1. 鍋に水と調味料を入れて軽く混ぜる。

2. 凍ったままの鍋の具と豚ロース肉、一口サイズに切った豆腐を入れ、蓋をして中火で加熱する。すべての具に火が通ったら完成。

水曜日

主菜・スープ: サムゲタン風鍋

主食:  豆腐

1食 約 **466** kcal

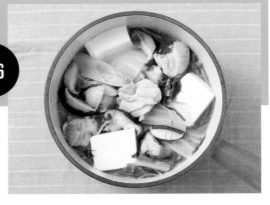

サムゲタンは本格的につくると手間がかかりますが、鶏もも肉で簡単に再現したレシピ。しょうがやにんにく、ごま油の風味を効かせるのがポイントです。

【 材料 】（1人分）

鍋セットA ···· 1セット
（しいたけ、長ねぎ、水菜、白菜）
鶏もも肉 ···· 150g
絹豆腐 ···· 100g
水 ···· 200㎖

調味料

A 酒 ···· 小さじ2
  しょうがチューブ ···· 4cm
  にんにくチューブ ···· 2cm
  鶏ガラスープの素 ···· 小さじ1/2
  塩・胡椒 ···· 少々
ごま油 ···· 小さじ1

【 つくり方 】

1. 鍋に水とAを入れて軽く混ぜる。

2. 凍ったままの鍋の具と鶏もも肉、一口サイズに切った豆腐を入れ、蓋をして中火で加熱する。すべての具に火が通ったら、最後にごま油をたらして完成。

木曜日

主菜・スープ: 豚寄せ鍋

主食: 豆腐

1食 約 **431** kcal

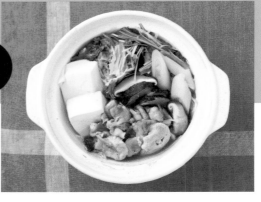

鍋の王道とも言える寄せ鍋。具材のうまみが溶け出したスープは、飽きのこないおいしさです。野菜はなんでも合うので、冷蔵庫にあるものでアレンジしてみてください！

【 材料 】（1人分）

鍋セットA ···· 1セット
（しいたけ、長ねぎ、水菜、白菜）
豚ロース肉 ···· 100g
絹豆腐 ···· 150g
水 ···· 200㎖

調味料

酒 ···· 小さじ2
醤油 ···· 小さじ2
みりん ···· 小さじ2
顆粒和風だし ···· 小さじ1/2

【 つくり方 】

1. 鍋に水と調味料を入れて軽く混ぜる。

2. 凍ったままの鍋の具と豚ロース肉、一口サイズに切った豆腐を入れ、蓋をして中火で加熱する。すべての具に火が通ったら完成。

金曜日

主菜・スープ： **鶏もつ鍋風**

主食： 豆腐

約 **470** kcal 1食

もつは脂質とカロリーが高くダイエットには向かないので、鶏もも肉に置き換えてヘルシーに。にんにくは生のものをスライスしてのせると、もつ鍋感がよりアップします。

【 材料 】（1人分）

鍋セットB …· 1セット
（えのき、ニラ、もやし、白菜）
にんにく…· 1かけ
鶏もも肉 …· 150g
絹豆腐 …· 100g
鷹の爪（輪切り）…· ひとつまみ
水 …· 200㎖

調味料
酒 …· 小さじ2
鶏ガラスープの素 …· 小さじ1
醤油 …· 小さじ1
みりん …· 小さじ1
みそ …· 小さじ1/2

【 つくり方 】

1. 鍋に水と調味料を入れて軽く混ぜる。にんにくをスライスしておく。

2. 凍ったままの鍋の具と鶏もも肉、一口サイズに切った豆腐を入れ、鷹の爪をのせて蓋をする。中火で加熱し、すべての具に火が通ったら、にんにくをのせて完成。

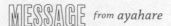

MESSAGE *from ayahare*

慌ただしい12月はあっという間に過ぎ去り、1年の終わりを迎えます。ダイエットをはじめた4月と比べて、体に変化はありましたか？ 以前より少しでも、自分自身のことを好きになれていたら私もうれしいです。残り3カ月、目標を再確認して一緒にがんばっていきましょう！

\ ランチもヘルシーに！ /

【 簡単ダイエット弁当 】

玄米におかずをのせた「のっけ弁当」と、オートミールを使った「スープジャー弁当」の
レシピを紹介します。どれも満足度が高くて簡単につくれるので、ぜひお試しください！

のっけ弁当

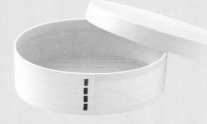

おかずたっぷりののっけ弁当は、
蓋を開いた瞬間にわくわくしますよね。
お弁当箱は、長さ17.5cm・幅13cm・
高さ6cmの曲げわっぱを使用。
中身は、高たんぱく・低糖質になるよう
"３つのキーワード"を
意識して考えています。

キーワード 1　玄米ごはん

いつも玄米ごはんを100〜120g入れています。白米よりも栄養
価が高く、歯ごたえがあって量が少なめでも満腹感を得やすい
のがポイント。腹持ちがいいので間食を控えられます。

キーワード 2　たんぱく質

肉か魚、卵を入れて、たんぱく質をしっかりとります。特に魚の脂
質は脂肪燃焼効果があるので、ダイエット中には欠かせない食材。
卵も体に必要なアミノ酸がすべて含まれた良質なたんぱく源です。

キーワード 3　食物繊維

野菜・きのこ・海藻類の食物繊維は、糖質の吸収を穏やかにした
り、お通じを促したりする効果があります。お弁当に具沢山スープ
（P.13）やマグカップスープ（P.14）を添えるのもオススメです。

【 のっけ弁当のつくり方 】

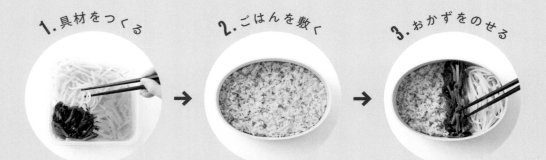

1. 具材をつくる

主菜はコンロ、副菜はレンジで
同時調理ができるので、時短で
おかずが完成します。

2. ごはんを敷く

お弁当箱に玄米ごはんを入れま
す。底を覆うように、薄く敷き詰
めるのがポイントです。

3. おかずをのせる

ごはんの上におかずをのせて完
成。大きいおかずからのせてい
くと、きれいに仕上がります。

ピリ辛がおいしい！
ビビンパ弁当

約 522 kcal

【 材料 】（1人分）

豚こま切れ肉 …… 80g
ほうれん草 …… 2株
にんじん …… 1/3本
もやし …… 1/3袋
卵 …… 1個
玄米ごはん …… 100g
白いりごま …… 適量（仕上げにかける）
水 …… 大さじ1

調味料

A 醤油 …… 小さじ1
　 みりん …… 小さじ1
　 酒 …… 小さじ1
　 コチュジャン …… 小さじ1
B 鶏ガラスープの素 …… 小さじ1/2
　 にんにくチューブ、
　 しょうがチューブ …… 各1cm
　 ごま油 …… 小さじ1/2

野菜のナムル

ほうれん草は3cm幅のざく切り、にんじんは千切りにする。ほうれん草、にんじん、もやしを耐熱皿に入れて、水をかけて軽くラップをしたら、レンジ（600W）で1分半加熱する。**B**を均等に加えてそれぞれ混ぜる。

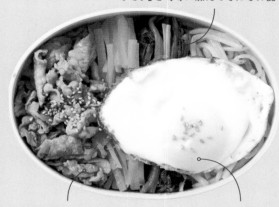

豚肉のピリ辛炒め

フライパンにオリーブオイル小さじ1（分量外）をひき、豚こま切れ肉を炒めて火が通ったら**A**で味つけする。

目玉焼き

黄身までしっかり火が通るまで焼く。お弁当箱に入らない場合は、ちょうどいい大きさに切る。

ダイエットの味方！
サバ焼き弁当

約 528 kcal

【 材料 】（1人分）

サバ …… 1切れ
にんじん …… 1/3本
ほうれん草 …… 2株
卵 …… 2個
玄米ごはん …… 100g
カツオ節 …… 2g

調味料

A 顆粒和風だし …… 小さじ1/3
B 醤油 …… 小さじ1/2
　 みりん …… 小さじ1/2
C 醤油 …… 10滴

野菜の和え物

ほうれん草は3cm幅にざく切り、にんじんは千切りにする。耐熱皿に入れて、顆粒和風だしを加えて軽くラップをしたら、レンジ（600W）で1分加熱する。**B**を入れて和える。

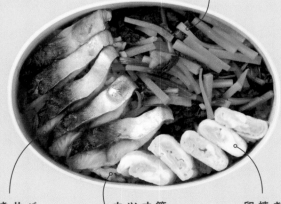

焼きサバ

サバは大きい骨を抜き、1cm幅程度に薄く切って魚焼きグリルで焼く。

カツオ節まぜごはん

玄米ごはんにカツオ節と**C**を入れて混ぜ合わせる。

卵焼き

卵を溶いて、フライパンに3回程度に分けて流しこんで巻く。

スープジャー弁当

オートミールにスープが染みこみ、おかゆのような食感に。
具材たっぷりで栄養バランスも◎。レンジ加熱のみでできるレシピなので、
忙しい朝にもササッとつくれます。食べるときは、スプーンで底からよく混ぜてください。

スープジャー

オートミール

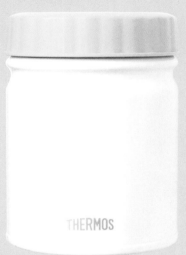

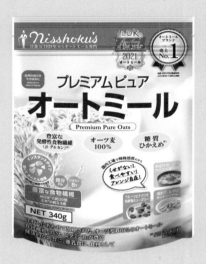

容量400mlのものを使っています。スープジャーの内側の線よりもかさが多くならないように、お使いのジャーに合わせて量を調整してください。

日食「プレミアムピュアオートミール」を使っています。いろいろ食べてみた中で比較的にくせがなく、加熱加工済みなのですぐに食べられます。

・・・・・・ ポイント ・・・・・・

スープジャーを温める

保温力を高めるために、スープジャーの内側の線まで熱湯を注ぎます。蓋をあけたまま5分以上おいて、中身を入れる前にお湯を捨てましょう。

・・・・・・ 注意点 ・・・・・・

6時間以内に食べる

時間がたちすぎると、中身の温度が下がりはじめて傷んでしまう可能性があります。6時間以内を目安に、食べきるようにしましょう。

お肉のうまみが染みこむ
肉豆腐

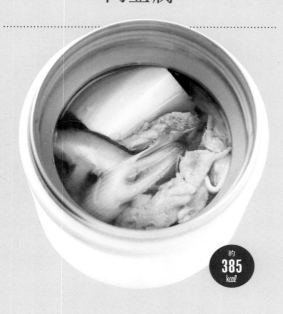

約 **385** kcal

【 材料 】（1人分）

しいたけ …・ 1個	豚こま切れ肉 …・ 50g
長ねぎ …・ 1/4本	オートミール …・ 30g
絹豆腐 …・ 150g	水 …・ 150㎖

調味料

醤油 …・ 大さじ1　　みりん …・ 大さじ1

【 つくり方 】

1. スープジャーに保温用の熱湯を注ぐ。しいたけは石づきを落としてスライス、長ねぎは斜め切り、豆腐は4等分にカットする。

2. 耐熱皿に豚こま切れ肉を重ならないように並べ、その上にしいたけ、長ねぎ、豆腐をのせる。水と調味料を入れてラップをし、レンジ（600W）で3分半加熱する。豚こま切れ肉にしっかり火が通っているか確認する。

3. スープジャーの中のお湯を捨ててからオートミールを入れ、2.のスープを先に入れて軽く混ぜる。具材をすべて入れて完成。

野菜たっぷりで満足感◎
ちくわあんかけ

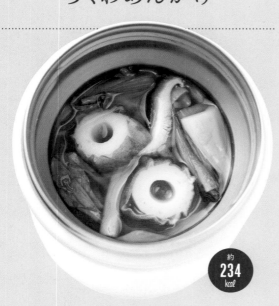

約 **234** kcal

【 材料 】（1人分）

オートミール …・ 30g	
ちくわ …・ 2本	
しいたけ …・ 1個	
チンゲンサイ …・ 1/2株	
にんじん …・ 1/8本	
長ねぎ …・ 1/4本	
水 …・ 200㎖	

調味料

鶏ガラスープの素 …・ 小さじ1/2
醤油 …・ 小さじ1
オイスターソース …・ 小さじ1

水溶き片栗粉

水 …・ 小さじ2
片栗粉 …・ 小さじ2

【 つくり方 】

1. スープジャーに保温用の熱湯を注ぐ。にんじんは細切り、しいたけは石づきを落としてスライス、チンゲンサイは3cm幅にカット。長ねぎは斜め切り、ちくわは輪切りにする。

2. 耐熱皿に1.の具材を入れ、水と調味料を加えてラップをし、レンジ（600W）で1分半加熱する。加熱後、水溶き片栗粉を加えて再度レンジ（600W）で2分加熱する。

3. スープジャーの中のお湯を捨ててからオートミールを入れ、2.のスープを先に入れて軽く混ぜる。具材をすべて入れて完成。

1月　正月太りをスッキリ解消レシピ

年末年始は会食の機会が増えて、お酒を飲んだり夜更かしをしたり、つい食べ過ぎてしまうことも……。1月は乱れた生活習慣を正し、食物繊維とたんぱく質が豊富な食事を意識して、正月太りをしっかりリセットしましょう。

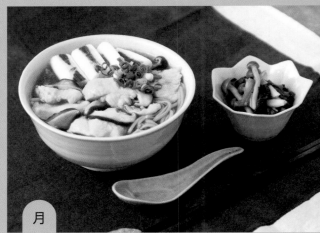

月

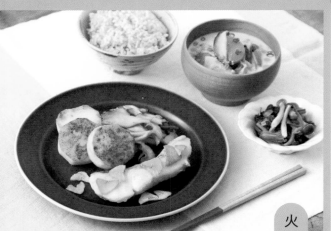

火

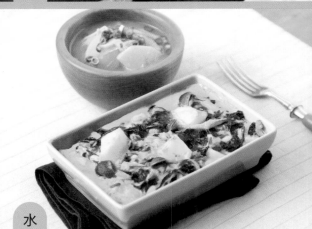

水

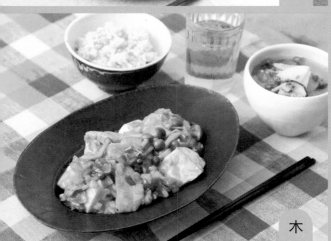

木

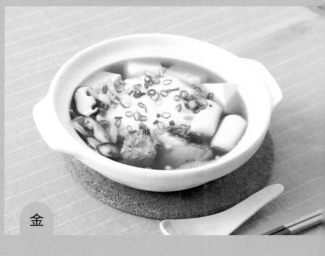

金

JANUARY
SHOPPING LIST

お買い物リスト

- ☐ 鶏むね肉 400g
- ☐ タラ 2切れ
- ☐ ツナの水煮缶 1缶
- ☐ **長芋** ☆ .... 1/2本（300g）
- ☐ **ほうれん草** ☆ .... 1袋（200g）
- ☐ しいたけ 4個
- ☐ しめじ .... 1〜2パック（200g）
- ☐ じゃがいも 1個
- ☐ まいたけ .... 1〜2パック（200g）
- ☐ 長ねぎ 1本
- ☐ 絹豆腐 .... 1丁（300g）
- ☐ 十割そば 100g

その他の使うもの

- ☐ カツオ節 ···· 適量
- ☐ にんにく ···· 1かけ
- ☐ 片栗粉 ···· 小さじ3
- ☐ 刻みねぎ → P.12
- ☐ 無調整豆乳 ··· 50mℓ
- ☐ ピザ用チーズ ··· 20g
- ☐ **卵** ☆ ···· 2個

☆ 今月の注目食材

長芋

秋と春に収穫されるため、12〜1月にはとれたてのおいしい長芋がスーパーに並びます。この時期のものはみずみずしく、皮が薄いのが特徴。調理法で食感が変化するのも魅力です。

ほうれん草

寒さにあたると甘くなるため、冬が旬と言われています。さらに、夏どりのものに比べてビタミンCの含有量が3倍！ 栄養を逃さずとるには、短時間で調理するのがポイントです。

卵

体に必要な9種類のアミノ酸のことを"必須アミノ酸"と言い、卵はそのすべての必要量を満たしている優秀な食材。さらに高たんぱくで低カロリーと、ダイエットにぴったりです。

使う調味料

- ● 顆粒和風だし
- ● 醤油
- ● みりん
- ● 塩
- ● 胡椒
- ● ギー（バター）
- ● 顆粒コンソメ
- ● マヨネーズ
- ● ケチャップ
- ● 豆板醤
- ● 鶏ガラスープの素
- ● 酒

しめじ

石づきを切り落として小房に分け、副菜分をとり分けて残りを保存袋に入れて冷凍する。

まいたけ

手で食べやすい大きさに裂いて、保存袋に入れて冷凍する。

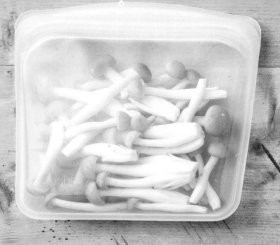
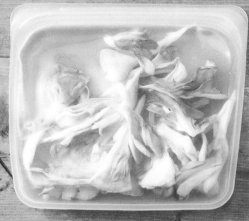

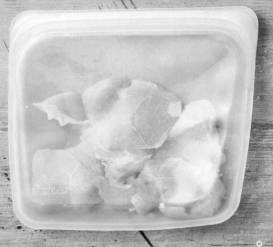
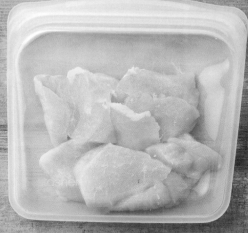

鶏むね肉

一口サイズに切り、200gずつ小分けにして保存袋で冷凍する。

しいたけ

石づきを落とし、傘と軸に
分けてスライスする。保存
袋に入れて冷凍する。

ほうれん草としめじの
おひたし

副菜
→ P.114

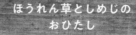

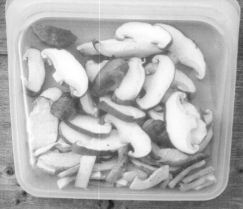

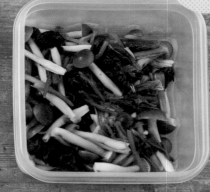

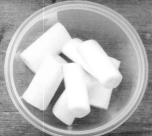

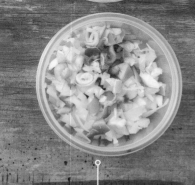

ほうれん草

よく洗って少し水気を
残したままラップで包
んでレンジ（600W）
で3分加熱する。冷
水にさらして水気を
切ったら幅4cmにカッ
トして、半分は副菜
用にとり分け、もう半
分はラップに包んで
冷凍する。

長ねぎ

1/2本を4cm幅にカットし、残り
をみじん切りにして、それぞれ
保存容器に入れて冷蔵する。

タラ

キッチンペーパーで水気を
拭きとり、1切れずつラップ
で包んで冷凍する。

SUB	ほうれん草としめじのおひたしをつくる
recipe	

【 材料 】（つくりやすい分量）

ほうれん草 …100g

しめじ …100g

カツオ節 …適量

調味料

顆粒和風だし …小さじ1/2

醤油 …大さじ1/2

【 つくり方 】

1. 耐熱皿にしめじを入れ、ラップをしてレンジ（600W）で1分半加熱する。

2. 1.にほうれん草を加えて、調味料を入れてよく混ぜ合わせる。

3. 食べる直前にカツオ節を添えるのがオススメ。

MESSAGE *from ayahare*

年末から年始にかけて体重が増えてしまっても、落ちこむ必要はありません。これまで続けてきた食生活を再開すれば、自然とベストな体重に戻っていきます。ためこんだ分をリセットしたいときには、水を多めにとることを意識してみてください。私は毎日2ℓの水を飲むことを習慣にして、ためこまない体づくりをしています。何かに集中しているとつい飲むのを忘れてしまうので、タイマーを設定して給水タイムを設けるのがオススメです。

月 曜日

主食・主菜: 鶏そば

副菜: ほうれん草としめじのおひたし → P.114

1食
約 **851** kcal

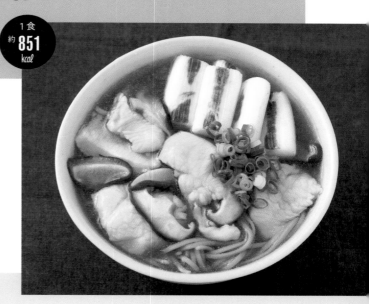

そばは中華麺やうどんなど小麦を使った麺に比べて、食後血糖値の上昇がゆるやかなので、太りにくいと言われています。そばの中でも、そば粉のみでつくられた十割そばを選びましょう。副菜で野菜を補うのもポイントです。

【 材料 】(1人分)

長ねぎ(4cm幅) ···· 1/2本
十割そば ···· 100g
鶏むね肉 ···· 200g
片栗粉 ···· 小さじ1

しいたけ ···· 2個
刻みねぎ ···· 適量
水 ···· 300cc

調味料
顆粒和風だし ···· 小さじ1/2
醤油 ···· 大さじ2
みりん ···· 大さじ1

【 つくり方 】

1. フライパンで長ねぎの表面に焼き色がつくまで焼く。商品に記載してある時間で十割そばを茹で、茹で上がったらザルにあげる。

2. 鶏むね肉に片栗粉を薄くまぶす。小鍋に水、調味料、しいたけを入れてひと煮立ちしたら鶏むね肉を入れる。弱火にして、鶏むね肉に火が通るまで3分加熱する。

3. 器に茹でたそば、**2.**の煮汁、しいたけ、鶏むね肉、長ねぎ、刻みねぎをのせたら完成。

火 曜日

主菜：タラのムニエル

副菜： ほうれん草としめじのおひたし → P.114　**スープ：** 具沢山スープ（豆乳みそスープ）→ P.13

主食： 玄米 **or** いも **or** 豆腐　　約 **411** kcal ＋主食

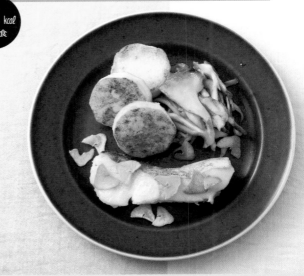

旬のタラをギー（バター）と醤油でムニエルに。洋風の主菜には、クリーミーな豆乳みそ味の具沢山スープがぴったりです。さらに、副菜で野菜の食物繊維とビタミンをプラスして、栄養バランスばっちりな献立のできあがり。

【 材料 】（1人分）

にんにく…… 1かけ
長芋…… 1/4本（150g）
タラ…… 1切れ
片栗粉…… 小さじ1

ギー（バター）…… 大さじ1/2
まいたけ…… 150g

調味料
塩・胡椒…… 少々
醤油…… 小さじ1/2

【 つくり方 】

1. にんにくはスライス、長芋は皮をむいて2cm幅の輪切りにする。タラの両面に塩・胡椒をし、片栗粉をまんべんなくまぶしておく。

2. フライパンにオリーブオイル大さじ1（分量外）をひき、にんにくを入れて中火で加熱し、軽く焦げ目がついたら一旦とり出す。同じフライパンでタラを焼き、両面焼き目がついたら弱火にしてギー（バター）を入れる。

3. タラをとり出し、同じフライパンで長芋を両面焼き色がつくまで焼く。まいたけを加えて軽く炒め、醤油を加える。お皿に、2.のにんにくも含めてすべて盛りつけたら完成。

水 曜日

主菜： **ほうれん草とツナのキッシュ風**

スープ： 具沢山スープ（みそ汁） → P.13

主食： いも

約 **573** kcal 1食

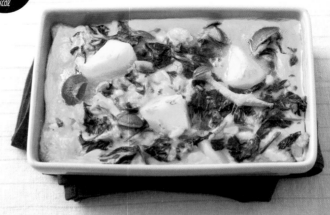

具材を混ぜて焼くだけの簡単キッシュ。主食がわりの蒸しじゃがいも（P.17）を他の具材と一緒に焼くと、より食べ応えがアップしてオススメです。脂質が気になる方は、マヨネーズを入れなくてもおいしく仕上がります。

【 材料 】（1人分）

ほうれん草 …… 100g
しめじ …… 50g
じゃがいも …… 1個
溶き卵 …… 2個

無調整豆乳 …… 50㎖
ピザ用チーズ …… 20g
ツナの水煮缶 …… 1缶

調味料
顆粒コンソメ …… 小さじ1/2
マヨネーズ …… 小さじ2
塩・胡椒 …… 少々

【 つくり方 】

1. ボウルに汁を捨てたツナの水煮缶と他の具材を入れ、調味料を加えて混ぜ合わせる。

2. 1.を直火対応の耐熱皿に入れて、180℃に予熱したオーブンで15分、もしくは魚焼きグリルorトースターで15〜20分加熱する。

3. おいしそうな焼き目がついたら完成。

木 曜日

主菜: 豆腐と鶏肉のチリソース

スープ: 具沢山スープ（ごまみそスープ）→ P.13

主食:
玄米 or いも or 豆腐

約 **636** kcal ＋主食

豆板醤の辛み、ケチャップの甘みと酸味がクセになるチリソースは、淡泊な鶏むね肉と豆腐によく合います。豆腐はキッチンペーパーで包んで、レンジ（600W）で2〜3分加熱すると、簡単に水切りができます。

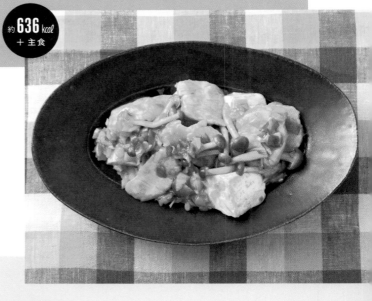

【 材料 】（1人分）

鶏むね肉 …… 200g
片栗粉 …… 小さじ1
絹豆腐 …… 150g
長ねぎ（みじん切り）…… 1/2本
しめじ …… 50g

調味料

ケチャップ …… 大さじ1 1/2
豆板醤 …… 小さじ1
鶏ガラスープの素 …… 小さじ1/2
酒 …… 大さじ1

【 つくり方 】

1. 鶏むね肉に片栗粉をまんべんなくまぶす。豆腐は水切りして3cm角に切る。

2. 調味料を混ぜてたれをつくっておく。

3. フライパンにオリーブオイル小さじ1（分量外）をひいて、鶏むね肉を中火で焼く。火が通ったらたれ、長ねぎ、豆腐、しめじを加えて豆腐が崩れないようにやさしく混ぜたら完成。

曜日

主菜・スープ: **タラときのこのとろろ鍋**

主食: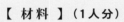
豆腐

1食
約 **300** kcal

加熱したとろろは、お餅のようなもちもち食感に。シンプルな鍋が新鮮な味わいになります。また、長芋は胃腸を保護したり、消化を促進したりする効果があるので、食べすぎ飲みすぎで胃腸が弱りがちな時期にぴったりです。

【 材料 】（1人分）

タラ ････ 1切れ
絹豆腐 ････ 150g
長芋 ････ 1/4本（150g）
しいたけ ････ 2個

まいたけ ････ 50g
長ねぎ（4cm幅）････ 1/4本
刻みねぎ ････ 適量
水 ････ 200mℓ

調味料

顆粒和風だし ････ 小さじ1
醤油 ････ 大さじ1
みりん ････ 大さじ1

【 つくり方 】

1. タラと豆腐は一口サイズに切り、長芋は皮をむいてすりおろす。

2. 鍋に水と調味料を入れて混ぜ合わせ、長芋と刻みねぎ以外の具材をすべて入れて中火で煮立たせる。

3. 具材にある程度火が通ったら、長芋を入れて蓋をして弱火で5分加熱する。刻みねぎをちらしたら完成。

2月　ビタミンたっぷり野菜で風邪予防！

2月は冬の寒さと気圧変動が重なり、体調を崩しやすくなる時期。ビタミン豊富な野菜を意識的にとって、免疫力を高めることが大切です。野菜に含まれるビタミンは、水や熱に弱いものがあるので、手早く調理することが栄養を逃がさずとるポイントになります。

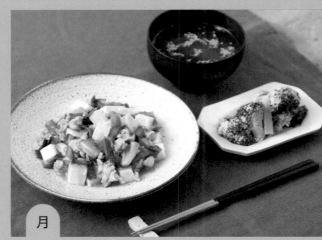

月

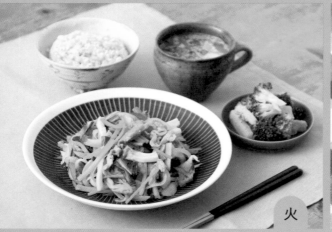

火

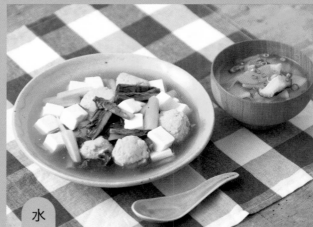

水

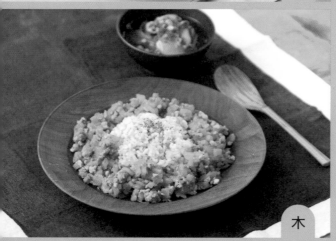

木

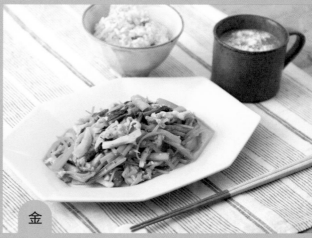

金

FEBRUARY
SHOPPING LIST

お買い物リスト

☐ 鶏ひき肉	………	300g
☐ 豚こま切れ肉	………	300g
☐ **小松菜** ☆	………	1袋（200g）
☐ **ブロッコリー** ☆	………	1株
☐ ニラ	………	1袋（100g）
☐ にんじん	………	1本
☐ 玉ねぎ	………	1個
☐ エリンギ	………	2本
☐ 絹豆腐	………	1丁（300g）

その他の使うもの

☐ 白すりごま	………	大さじ2
☐ 片栗粉	………	小さじ4

☆ 今月の注目食材

小松菜

この時期の小松菜は、寒さにあたり甘みが強くなると言われています。疲労回復や免疫力を高めるカロテンやビタミンCが豊富。栄養が流れ出ないよう、1〜2分で調理しましょう。

ブロッコリー

野菜の中でもトップクラスのたんぱく質とビタミンCがとれる優秀な野菜です。芯も栄養豊富なので、表面の硬い部分を除いたら薄めにスライスしていただきます。

使う調味料

● マヨネーズ	● 酒	● オイスターソース	● 塩
● 醤油	● 鶏ガラスープの素	● ケチャップ	● 胡椒
● にんにくチューブ	● コチュジャン	● カレー粉	● 顆粒和風だし
● しょうがチューブ	● ごま油	● 顆粒コンソメ	
● 豆板醤	● みりん	● 粒マスタード	

月曜の主菜	火曜の主菜	水曜の主菜
ニラ麻婆豆腐の具	豚肉と野菜の韓国風炒め	鶏団子と小松菜の あっさり煮

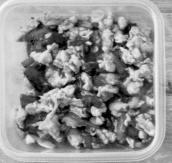
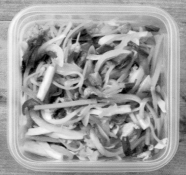
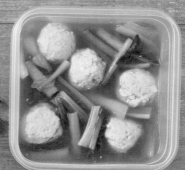

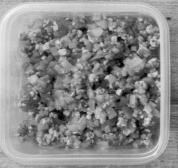
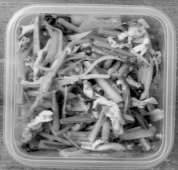
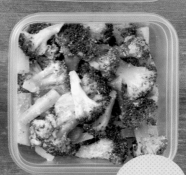

副菜
→ P.123

木曜の主菜	金曜の主菜	
ドライカレーの具	豚肉と小松菜の マスタード炒め	ブロッコリーの ごまマヨ和え

つくる順番

副菜 → 金曜 → 火曜 → 月曜 → 木曜 → 水曜 の順につくっていきます。

洗い物を少なくするため、肉の下ごしらえをするボウルは金曜と火曜で使いまわし。
月曜で豚肉をミンチにしたら、まな板を洗ってしまいます。水曜の煮こみ時間に残り
の洗い物を進めると片づけがラクです。

野菜の下準備をする

ブロッコリー

小房に切り分け、茎は細切りにする。フライパンにブロッコリーと水100㎖を入れて蓋をし、中火で3分蒸す。

小松菜

4cm幅のざく切りにする。

ニラ

3cm幅のざく切りにする。

にんじん

1/3本はみじん切りにして、残りは細切りにする。

玉ねぎ

1/2個はみじん切りにして、残りは薄くスライスする。

エリンギ

手で細かく裂く。大きいものは長さを半分に切る。

SUB *recipe*

ブロッコリーのごまマヨ和えをつくる

【 材料 】（つくりやすい分量）

ブロッコリー …… 1株
白すりごま …… 大さじ1 1/2

調味料
マヨネーズ …… 大さじ1 1/2
醤油 …… 小さじ1

【 つくり方 】

1. ボウルにブロッコリー、白すりごま、調味料を入れる。

2. 全体をよく混ぜて完成。

for MAIN 1

豚肉と小松菜のマスタード炒めをつくる

【 材料 】（1人分）

豚こま切れ肉 ···· 100g
片栗粉 ···· 小さじ1
小松菜 ···· 100g
にんじん（細切り）···· 1/3本
エリンギ ···· 1本

調味料

粒マスタード ···· 大さじ1/2
醤油 ···· 小さじ2
塩・胡椒 ···· 少々

【 つくり方 】

1. ボウルに豚こま切れ肉を入れ、片栗粉をまぶす。フライパンにオリーブオイル小さじ1（分量外）をひいて、豚こま切れ肉を中火で焼く。

2. 豚こま切れ肉にある程度火が通ったら、小松菜、にんじん、エリンギを加えて炒める。

3. 小松菜がしんなりしたら、調味料を入れて全体に絡めたら完成。保存容器に入れて冷蔵する。

for MAIN 2

豚肉と野菜の韓国風炒めをつくる

【 材料 】（1人分）

豚こま切れ肉 ···· 100g
片栗粉 ···· 小さじ1
玉ねぎ（スライス）···· 1/2個
にんじん（細切り）···· 1/3本
ニラ ···· 50g
エリンギ ···· 1本
白すりごま ···· 大さじ1/2

調味料

コチュジャン ···· 小さじ1
醤油 ···· 小さじ2
ごま油 ···· 小さじ2

【 つくり方 】

1. ボウルに豚こま切れ肉、片栗粉、白すりごま、調味料を入れて混ぜる。

2. フライパンで豚こま切れ肉を弱めの中火で焼く。豚肉に火が通ったら、玉ねぎ、にんじんを加えて炒める。

3. 玉ねぎとにんじんがしんなりしたら、ニラとエリンギを加えて軽く炒めたら完成。保存容器に入れて冷凍する。

for MAIN 3

ニラ麻婆豆腐の具をつくる

【 材料 】（1人分）

豚こま切れ肉 ···· 100g
ニラ ···· 50g

水溶き片栗粉

水 ···· 50㎖
片栗粉 ···· 小さじ1

調味料

にんにくチューブ・しょうがチューブ ···· 各3cm
豆板醤 ···· 小さじ1
醤油 ···· 小さじ2
酒 ···· 小さじ2
鶏ガラスープの素 ···· 小さじ1/2

細かくしなくて
OK！

【 つくり方 】

1. 豚こま切れ肉は包丁で粗く叩いておく。調味料を混ぜてたれをつくる。

2. フライパンにごま油小さじ1（分量外）をひいて、豚こま切れ肉を中火で焼く。

3. 豚こま切れ肉に火が通ったら、ニラとたれを加える。弱火にして水溶き片栗粉を入れ、とろみが出たら完成。保存容器に入れて冷凍する。

for
MAIN
4

ドライカレーの具をつくる

【 材料 】（1人分）

鶏ひき肉 ···· 150g
にんじん（みじん切り）···· 1/3本
玉ねぎ（みじん切り）···· 1/2個
水 ···· 50㎖

調味料

酒 ···· 大さじ1
ケチャップ ···· 大さじ2
カレー粉 ···· 小さじ1
顆粒コンソメ ···· 小さじ1

【 つくり方 】

1. フライパンにオリーブオイル小さじ1（分量外）をひき、鶏ひき肉、にんじん、玉ねぎを炒める。

2. すべての具材に火が通ったら、水と調味料を入れてよく混ぜ合わせる。

3. 様子を見ながら、さらに大さじ1ずつ水を加えて、好みの硬さになったら完成（目安大さじ1〜2）。保存容器に入れて冷凍する。

for
MAIN
5

鶏団子と小松菜のあっさり煮をつくる

【 材料 】（1人分）

鶏ひき肉 ···· 150g
小松菜 ···· 100g
水 ···· 200㎖

調味料

A 醤油 ···· 小さじ1
  しょうがチューブ ···· 2cm
B 顆粒和風だし ···· 小さじ1
  醤油 ···· 小さじ2
  みりん ···· 小さじ2
  オイスターソース ···· 小さじ1

水溶き片栗粉

水 ···· 50㎖
片栗粉 ···· 小さじ1

【 つくり方 】

1. ボウルに鶏ひき肉とAを入れてよく混ぜたら一口サイズに丸めておく。

2. 鍋もしくはフライパンに水とBを入れて混ぜたら、1.を入れて中火で煮立たせる。

3. 鶏団子に火が通ったら、小松菜を加える。小松菜がしんなりしたら、弱火にして水溶き片栗粉を入れ、とろみが出たら完成。保存容器に入れて冷凍する。

月 曜日

ニラ麻婆豆腐

ひき肉よりも肉の存在感が出て、ボリューム◎。ニラは豚肉の後に加えて加熱時間を短くし、鮮やかな色と栄養をキープします。この献立の主食は、主菜に含まれる豆腐です。

→ P.124

副菜：　ブロッコリーのごまマヨ和え
　　　　→ P.123

スープ：　わかめスープ → P.14

主食：
豆腐

1食
約 **610** kcal

食べ方：

保存容器のままレンジ（600W）で1〜2分温める。その間に豆腐150gを1cm角にカットしておく。加熱後、豆腐を加えてやさしく混ぜ合わせ、さらに1〜2分温める。

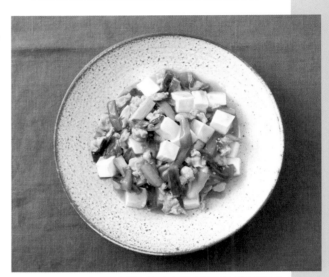

火 曜日

豚肉と野菜の
韓国風炒め

甘辛いコチュジャンを使って、韓国料理風の味わいに。香ばしい白すりごまとごま油の風味もポイントです。しっかりめの味つけなので、主食は玄米ごはんがオススメです。

→ P.124

副菜：　ブロッコリーのごまマヨ和え
　　　　→ P.123

スープ：　柚子胡椒の卵スープ
　　　　→ P.15

主食： or or
玄米　or　いも　or　豆腐

約 **727** kcal
＋主食

食べ方：

保存容器のままレンジ（600W）で3〜4分温める。温め足りない場合は、さらに1〜2分加熱する。

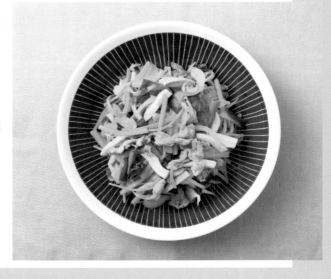

水 曜日

鶏団子と小松菜の
あっさり煮

→ P.125

やさしい味の餡が、しょうがが香るふわふわの鶏団子にベストマッチ。お腹の中から温まり、なんだか心がホッとします。この献立の主食は、主菜に含まれる豆腐です。

スープ： 具沢山スープ（みそ汁）
→ P.13

主食：
豆腐

約 1食 443 kcal

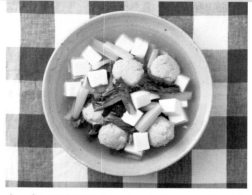

食べ方：保存容器のままレンジ（600W）で3〜4分温める。一口サイズに切った豆腐150gを加え、さらに2〜3分加熱する。

木 曜日

ドライカレー

→ P.125

野菜たっぷりのドライカレーは、玄米にぴったりです。具沢山スープで食物繊維をプラスしましょう。分量が多めなので、食べきれない分は冷凍保存し、2週間以内に食べきります。

スープ： 具沢山スープ（しょうがスープ）
→ P.13

主食：
玄米 or いも or 豆腐

約 546 kcal +主食

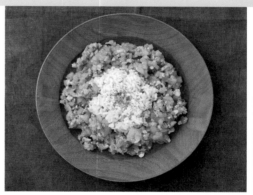

食べ方：保存容器のままレンジ（600W）で3〜4分温める。温め足りない場合は、さらに1〜2分加熱する。主食と一緒にお皿に盛りつける。

金 曜日

豚肉と小松菜の
マスタード炒め

→ P.124

小松菜とにんじんの色合いが華やかな一皿。粒マスタードの辛みと酸みが、豚肉のうまみを引き立てます。汁物は、まろやかな卵スープを合わせてみてください。

スープ： 卵スープ
→ P.15

主食： or or
玄米 or いも or 豆腐

約 469 kcal +主食

食べ方：保存容器のままレンジ（600W）で3〜4分温める。温め足りない場合は、さらに1〜2分加熱する。

3 月　お腹も心もすっきりレシピで 新生活準備

春の足音が聞こえてくる3月。スーパーには春野菜が並びはじめます。中でも注目なのは、甘さが際立つ春キャベツ。食物繊維が豊富なので、腸内環境を整えてお通じを促す効果が期待できます。第2の脳と言われる腸をすっきりさせて、新年度への準備を進めましょう。

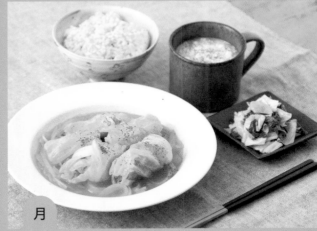

月

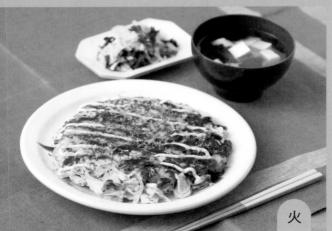

火

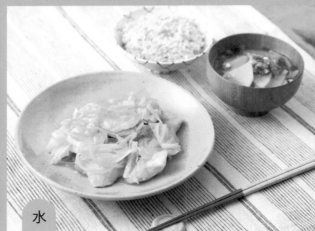

水

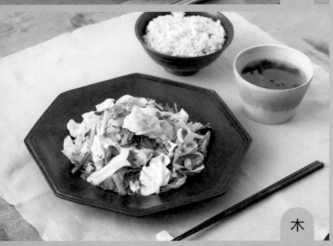

木

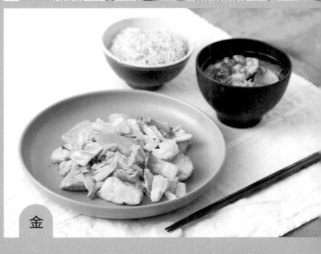

金

MARCH
SHOPPING LIST

お買い物リスト

- ☐ 鶏むね肉 ········ 400g
- ☐ 豚こま切れ肉 ········ 300g
- ☐ **キャベツ** ☆ ········ 1玉
- ☐ **春菊** ☆ ········ 1袋（200g）
- ☐ 玉ねぎ ········ 1個
- ☐ エリンギ ········ 2本

その他の使うもの

- ☐ 昆布茶 ········ 小さじ2
- ☐ 卵 ········ 1個
- ☐ 片栗粉 ········ 小さじ4
- ☐ カツオ節 ········ 適量
- ☐ 青のり ········ 適量
- ☐ 乾燥パセリ ········ お好みで

☆ 今月の注目食材

キャベツ

春キャベツは1玉買うのが断然お得。生も手軽でいいですが、油で炒める方がビタミンが効率よく体に吸収されます。煮こみ料理も、かさが減ってたくさん食べられるのでオススメです。

春菊

ほろ苦さがクセになる、栄養豊富な野菜。独特な香りは栄養素によるもので、整腸作用やリラックス効果があるとされています。買うときは、色鮮やかで香りが強いものを選びましょう。

使う調味料

- ● にんにくチューブ
- ● ごま油
- ● 顆粒コンソメ
- ● ケチャップ

- ● 塩
- ● 胡椒
- ● 顆粒和風だし
- ● お好み焼きソース

- ● マヨネーズ
- ● 酒
- ● 醤油
- ● しょうがチューブ

- ● オリーブオイル
- ● わさびチューブ
- ● カレー粉
- ● にんにくチューブ

玉ねぎ

薄くスライスして保存袋で
冷凍する。

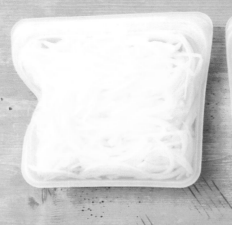

春菊

3cm幅に切って保存袋で
冷蔵する。

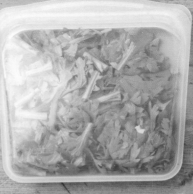

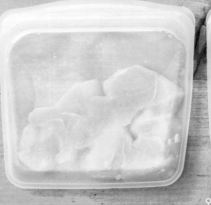

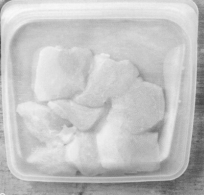

鶏むね肉

一口サイズにそぎ切りして、200gずつに
分けて保存袋で冷凍する。

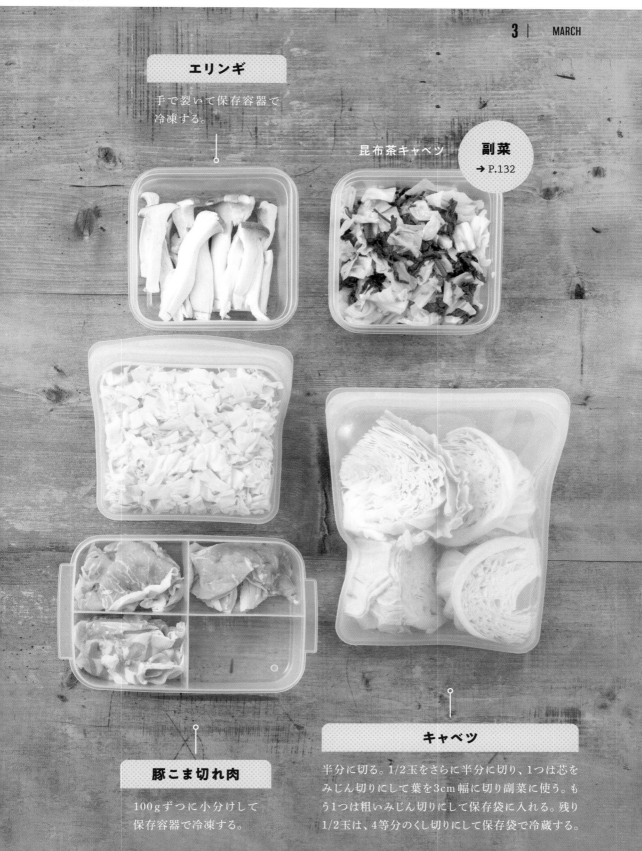

エリンギ

手で裂いて保存容器で
冷凍する。

昆布茶キャベツ

副菜
→ P.132

キャベツ

半分に切る。1/2玉をさらに半分に切り、1つは芯を
みじん切りにして葉を3cm幅に切り副菜に使う。も
う1つは粗いみじん切りにして保存袋に入れる。残り
1/2玉は、4等分のくし切りにして保存袋で冷蔵する。

豚こま切れ肉

100gずつに小分けして
保存容器で冷凍する。

SUB
recipe

昆布茶キャベツをつくる

【 材料 】（つくりやすい分量）

キャベツ ···· 1/4玉
春菊 ···· 100g

調味料

昆布茶 ···· 小さじ2
にんにくチューブ ···· 3cm
ごま油 ···· 小さじ2
胡椒 ···· 少々

【 つくり方 】

1. キャベツと春菊をザルに入れる。

2. 1.にお湯をかけて、しっかり水分を切る。

3. ボウルに2.と調味料を入れて混ぜたら完成。

MESSAGE *from ayahare*

最後の月の下準備、おつかれさまでした！ このダイエットで本格的に自炊をはじめた方は、4月よりもスムーズに作業が進むようになったのではないでしょうか? 見た目の変化に加えて、そうした内面の変化もこの1年で実感できていたらうれしいです。調理に慣れたら、あなた好みの味や食べたい量にレシピをアレンジしてみてください。マイルールが見つかると、もっと気軽に楽しんでダイエットを続けられるはずです。

月 曜日

主菜: 豚こまロールキャベツ風

副菜: 昆布茶キャベツ → P.132　　　　**スープ:** 卵スープ → P.15

主食:　玄米　or　いも　or　豆腐　　約 **542**kcal ＋主食

少し手間がかかるイメージのロール
キャベツですが、豚こま切れ肉でつ
くれば中身が崩れにくいので、キャベ
ツをくるくる巻くだけでOK。テクニッ
クいらずできれいにつくれます。煮こ
んだ玉ねぎと一緒に召しあがれ。

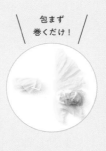

【 材料 】（1人分）

豚こま切れ肉 ···· 100g
キャベツ（くし切り）···· 1/8玉
玉ねぎ ···· 1/2個
乾燥パセリ ···· お好みで
水 ···· 200㎖

調味料

A 顆粒コンソメ ···· 小さじ1
 ケチャップ ···· 大さじ1
塩・胡椒 ···· 少々

包まず
巻くだけ！

【 つくり方 】

1. キャベツは洗って、水気を残したままふんわりラップをしてレンジ
（600W）で3分加熱する。キャベツの上に豚こま切れ肉をのせて
くるくる巻き、爪楊枝で止める。これを5〜6個つくる。

2. フライパンにオリーブオイル小さじ1（分量外）をひいて、玉ねぎを炒める。玉ねぎが
透き通ってきたら、水と**A**を入れて軽く混ぜる。

3. ロールキャベツを入れて塩・胡椒をしたら蓋をして弱火で10分蒸す。豚こま切れ肉に
火が通っていることを確認し、お皿に盛りつけて完成。お好みで乾燥パセリをかける。

火 曜日

主菜: キャベツたっぷりお好み焼き

副菜: 昆布茶キャベツ → P.132　　　スープ: 豆腐と海苔のスープ → P.14

1食 約 **593** kcal

小麦粉が入っていない、ヘルシーな
お好み焼き。生地が崩れやすいの
で、フライパンに流しこんだときに
ギュッと押すとまとまりやすくなります。
ソースとマヨネーズはかけすぎ注意。
ぽん酢をつけるのもオススメです。

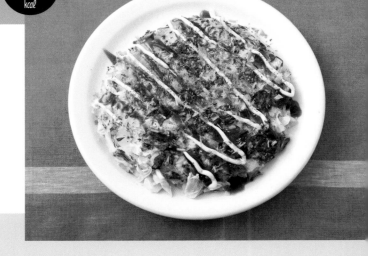

【 材料 】（1人分）

豚こま切れ肉 …・ 100g
キャベツ（粗いみじん切り）…・ 1/4玉
卵 …・ 1個
片栗粉 …・ 小さじ2

調味料

顆粒和風だし …・ 小さじ1
A お好み焼きソース …・ 適量
　 マヨネーズ …・ 適量
　 カツオ節 …・ 適量
　 青のり …・ 適量

【 つくり方 】

1. 豚こま切れ肉は大きければ3cm幅にカットしておく。ボウルにキャベツ、卵、片栗粉、
顆粒和風だしを入れてよく混ぜる。

2. フライパンにオリーブオイル小さじ1（分量外）をひき、まんべんなく広げたらボウル
の具材を流し入れ、その上に豚こま切れ肉を広げてのせる。

3. 中火で3分焼き、フライパンを振って生地が動くようになったら、一度お皿に出して
ひっくり返す。蓋をして3分蒸し焼きにする。お皿に盛りつけてAをかけて完成。

水 曜日

主菜: 鶏肉とキャベツのくたくた煮

スープ: 具沢山スープ（みそ汁）→ P.13

主食:

玄米 or いも or 豆腐

約 **561** kcal ＋主食

しっかり煮こんでくたくたになったキャベツは、煮汁が染みこんでホッとする味わいに。野菜で鶏むね肉をサンドするように置いて加熱すると、野菜に鶏むね肉のうまみが染みこみ、鶏むね肉はふんわりとします。

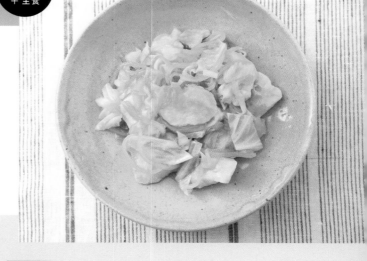

【 材料 】（1人分）

キャベツ（くし切り）…… 1/8玉
玉ねぎ …… 1/2個
鶏むね肉 …… 200g
片栗粉 …… 小さじ1

調味料
酒 …… 50mℓ
醤油 …… 大さじ1
しょうがチューブ …… 2cm

【 つくり方 】

1. キャベツの芯は細かく刻み、葉は3cm幅にざく切りにする。鶏むね肉は片栗粉をまぶしておく。

2. フライパンに調味料を入れて軽く混ぜ合わせたら、キャベツ、鶏むね肉、玉ねぎを重ねるようにして入れる。

3. 蓋をして中火で加熱し、煮汁が沸騰したら弱火にして4〜5分蒸す。キャベツがくたくたになったら完成。

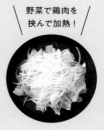

野菜で鶏肉を
挟んで加熱！

木 曜日

主菜: 春菊と豚肉のわさび和え

スープ: あおさのみそ汁 → P.14

主食:

 玄米 **or** いも **or** 豆腐

約 **484** kcal ＋主食

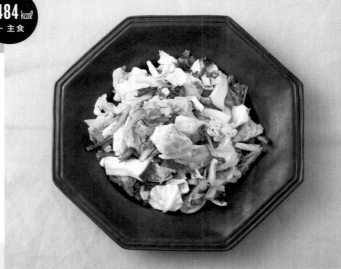

わさびのピリッとした辛みが、キャベツと豚肉の甘みを引き立てます。春菊のほろ苦さとさわやかな香りもいいアクセントに。少し大人な味のお気に入りレシピです。汁物は、あおさのみそ汁にしました。

【 材料 】（1人分）

キャベツ（くし切り）…… 1/8玉
春菊 …… 100g
エリンギ …… 1本
豚こま切れ肉 …… 100g

調味料

塩・胡椒 …… 少々
A オリーブオイル …… 大さじ1
醤油 …… 大さじ1
わさびチューブ …… 3cm

【 つくり方 】

1. キャベツの芯は細かく刻み、葉は3cm幅でざく切りにする。キャベツと春菊にお湯をかけて、しっかり水気を切る。

2. フライパンで豚こま切れ肉を中火で焼き、ある程度火が通ったらエリンギを加えて塩・胡椒をしてさらに炒める。**A**を混ぜ合わせてたれをつくっておく。

3. ボウルにキャベツ、春菊、豚こま切れ肉、エリンギ、たれを入れて全体を混ぜ合わせたら、お皿に盛りつけて完成。

曜日

主菜: 豚肉とキャベツのカレーマヨ炒め

スープ: 具沢山スープ（しょうがスープ） → P.13

主食:
玄米 or いも or 豆腐

約 **644** kcal ＋主食

カレーのスパイシーさとマヨネーズ
のまろやかなコクが合わさり、大人
から子どもまでみんな大好きな味に。
片栗粉でコーティングしてふんわり
仕上がった鶏むね肉と、甘いキャベ
ツ、エリンギの食感がたまりません！

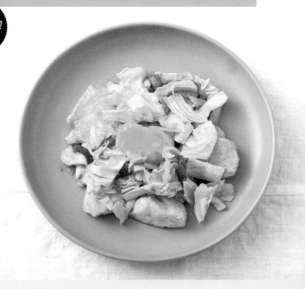

【 材料 】（1人分）

キャベツ（くし切り）‥‥ 1/8玉
エリンギ‥‥ 1本
鶏むね肉‥‥ 200g
片栗粉‥‥ 小さじ1

調味料
塩・胡椒‥‥ 少々
A マヨネーズ‥‥ 大さじ1
　カレー粉‥‥ 小さじ1
　醤油‥‥ 小さじ1
　にんにくチューブ‥‥ 0.5cm
　胡椒‥‥ 少々

【 つくり方 】

1. キャベツの芯は細かく刻み、葉は3cm幅のざく切りにする。鶏むね肉は片栗粉をまぶ
しておく。

2. フライパンにオリーブオイル小さじ1（分量外）をひき、鶏むね肉を中火で焼く。ある
程度火が通ったらエリンギ、キャベツを加えて塩・胡椒を入れて炒める。

3. **A**を入れて全体を混ぜ合わせ、お皿に盛ったら完成。

おわりに

私は「やせること」は、決して簡単なことではないと思っています。
気にせず食べていた食事を見直したり、運動の時間を捻出したり。
「いつもの日常」をダイエットのために変えていくことは、本当に大変です。
だから、最初から"2ヵ月続けよう"と思わなくていい。
まず、1日やってみる。
1日できたら、その日の夜に目一杯、自分を褒めててください。
「今までの日常にまず1つ、変化をもたらせた自分はすごい！」
本当にすごいことなんです。

明日 もう1日 頑張ってみようかな、と思えたら もう1日、続けてみる。
もし、自分の決めたダイエットルールがきついと感じたら
"今"の自分が 受け入れて 継続できるルールに変えていく。

オートミールがいいって聞いたけど、3食オートミールは嫌だから、朝だけにしよう、とか。
間食なしはきついから、15時のおやつは、1日1回これを食べようとか。
ダイエットに必要なのは、我慢する根性ではなく、我慢しないための工夫。
求める結果は必ずその「明日」を積み重ねた先に存在します。

これからダイエットを始めようと思っている人
現在ダイエットを頑張っている人
なかなか結果が出ずに挫折しそうな人
このメッセージを見て、前向きな気持ちになってくれると嬉しいです。
最後にこの本を手に取ってくださったみなさま。
本の制作に携わってくださったみなさまに感謝申し上げます。
ありがとうございました。

ayahare :-

SPECIAL

おまけ

本編で紹介しきれなかったダイエットに役立つ情報を紹介します。
食材索引は、冷蔵庫の残り物で献立を考えるときに便利です。

おまけ **1**

玄米・もち麦の炊き方＆保存法

玄米ともち麦は、白米に比べて食物繊維をはじめとした栄養素が豊富。
どちらも歯ごたえがあり満腹感を得やすいので、ダイエットにも向いています。
まとめて炊いて、冷凍保存しておくのがオススメです。

玄米

【 炊き方 】

1. 玄米をボウルに入れて、表面に**傷がつくように**
擦り合わせながら洗う。

> 傷をつけることで、水分を吸収しやすくなります。

2. 内釜に研いだ玄米を入れ、実際の量に対して
1目盛り多く水を入れる（2合の場合は2.5合）。

3. 5〜8時間浸水させてから炊飯スタート。

> 炊き上がったら、保温で2〜3時間蒸らすとさらにふっくら！

※夏場は冷蔵庫内で、涼しい時期は常温で浸水させましょう。
※専用の炊飯モードを使う場合は、炊飯器の取扱説明書をご確認ください。

保存方法・食べ方： 100gずつ保存容器に入れて冷凍します。食べるときは、パサつきを抑えるために水大さじ1をかけて、レンジ（600W）で2〜3分温めます。

もち麦

【 炊き方 】

1. もち麦を洗わずに内釜に入れる。

2. もち麦のグラム数の2倍の水を入れる
（もち麦300gの場合は水600ml）。

3. 30分〜8時間浸水させてから炊飯スタート。

※夏場は冷蔵庫内で、涼しい時期は常温で浸水させましょう。
※専用の炊飯モードを使う場合は、炊飯器の取扱説明書をご確認ください。

> 浸水はさせなくてもOKですが、させた方がもっちりとおいしく炊けます。炊飯器で長時間保温すると、変色したり独特な匂いが強くなるので、すぐに食べない分は冷凍しましょう。

保存方法・食べ方： 100gずつ保存容器に入れて冷凍します。食べるときは、レンジ（600W）で2〜3分温めます。

おまけ ❷

1日のたんぱく質摂取目標

たんぱく質は脂質や糖質に比べて脂肪に変わりにくく、基礎代謝を上げてやせやすい体をつくる、ダイエットに欠かせない栄養素です。たんぱく質の1日の摂取目標は、体重によって異なります。自分の目標値を知って、日々の食事で意識してみてください！

たんぱく質摂取目標計算式

$$自分の体重_{(kg)} × 1.6_{(g)} = 1日の摂取目標_{(g)}$$

$$1日の摂取目標_{(g)} ÷ 3_{(食)} = 1食あたりの摂取目標_{(g)}$$

例： 体重が48kgの人の場合

$$48_{(kg)} × 1.6_{(g)} = \underline{76.8_{(g)}} \qquad \underline{76.8_{(g)}} ÷ 3_{(食)} = \underline{25.6_{(g)}}$$

1日の摂取目標 　　　　　　　　 1食あたりの摂取目標

出典：『眠れなくなるほど面白い 図解 たんぱく質の話』（日本文芸社）

主なメイン食材の100gあたりのたんぱく質量

豚肉

・ヒレ	22.7g
・もも	19.5g
・ロース	18.3g
・肩	18.3g

牛肉

・もも	19.2g
・ヒレ	19.1g
・ランプ	15.1g
・肩ロース	13.8g

鶏肉

・ささみ	24.6g
・むね（皮つき）	19.5g
・もも（皮つき）	17.3g

魚

・マグロ（キハダ）	24.3g
・サバ（マサバ）	20.6g
・サケ（ギンザケ）	19.6g

卵

・全卵	12.2g

出典：文部科学省『日本食品標準成分表2020年版（八訂）』をもとに作成

上記の他、豆類や野菜、豆腐、納豆などの加工品にもたんぱく質は含まれています。いろんな食品を組み合わせて、目標量達成を目指しましょう。

おまけ❸ 食材索引 （種類別・50音順）

ayahare

1989年生まれ。都内で会社員として忙しい日々を送る。やせたい、という思いがありつつも、朝昼コンビニ、夜は外食という生活でなかなかやせられずにいたところ、コロナ禍で自炊を余儀なくされ、同時にダイエットを決意。苦手な運動は継続できなかったため、食事に専念し、運動なしで2カ月で10kgの減量に成功。2020年11月、会社員を辞め、地方移住。2021年より、YouTubeでの情報発信を開始。

YouTube: https://www.youtube.com/@ayaharediet

圓尾和紀　（まるおかずき）

管理栄養士。一般社団法人分子整合医学美容食育協会認定プロフェッショナルファスティングマイスター。同協会中目黒支部支部長。YouTubeチャンネル登録者数15万人超え（2023年3月現在）。著書に『一日の終わりに地味だけど「ほっとする」食べ方』（ワニブックス）、『体と心の不調が消えていくゆる食事術』（マイナビ出版）がある。

YouTube: https://www.youtube.com/@karadayorokobu

栄養監修	圓尾和紀
デザイン	平田頼恵（cinta.）
撮影	糸井琢眞
スタイリング	遠藤文香
調理担当	好美絵美
校正	鷗来堂
編集	伊澤美花（MOSH books） 伊藤瞳（KADOKAWA）

ayahare式 やせるつくりおき手帖
季節の味でらくちん夜ごはんレシピ

2023年4月28日　初版発行

著者／ayahare

発行者／山下 直久

発行／株式会社KADOKAWA
〒102-8177　東京都千代田区富士見2-13-3
電話　0570-002-301（ナビダイヤル）

印刷所／凸版印刷株式会社

製本所／凸版印刷株式会社